国家卫生和计划生育委员会“十三五”规划教材配套教材
全国高等学校配套教材

供康复治疗学专业用

传统康复方法学
实训指导

第2版

主　编　唐　强　陶　静

编　者（以姓氏笔画为序）

邓　瑜	吉首大学	唐　强	黑龙江中医药大学
李文迅	北京中医药大学	唐　巍	安徽中医药大学
陈尚杰	深圳市宝安人民医院	陶　静	福建中医药大学
金荣疆	成都中医药大学	滕秀英	黑龙江中医药大学

人民卫生出版社

图书在版编目（CIP）数据

传统康复方法学实训指导 / 唐强，陶静主编．—2版．—北京：人民卫生出版社，2019

全国高等学校康复治疗专业第三轮规划教材配套教材

ISBN 978-7-117-27958-1

Ⅰ．①传… Ⅱ．①唐…②陶… Ⅲ．①康复医学－高等学校－教学参考资料 Ⅳ．①R49

中国版本图书馆 CIP 数据核字（2019）第 005804 号

传统康复方法学实训指导

第 2 版

主　　编：唐　强　陶　静

出版发行：人民卫生出版社（中继线 010-59780011）

地　　址：北京市朝阳区潘家园南里 19 号

邮　　编：100021

E - mail：pmph @ pmph.com

购书热线：010-59787592　010-59787584　010-65264830

印　　刷：北京盛通数码印刷有限公司

经　　销：新华书店

开　　本：787×1092　1/16　　印张：8

字　　数：205 千字

版　　次：2013 年 9 月第 1 版　　2019 年 1 月第 2 版
2024 年 1 月第 2 版第 4 次印刷（总第 5 次印刷）

标准书号：ISBN 978-7-117-27958-1

定　　价：23.00 元

前言

《传统康复方法学实训指导》(第 2 版)是《传统康复方法学》(第 3 版)的配套教材,编写目的是将学生培养成能够正确运用传统康复方法的康复治疗师,能把中医学有关康复的理论、知识、技术变成规范的、标准的、全国各地之间能够互通互认的临床操作技能。教学时,与教材《传统康复方法学》配套使用,着重提高中医临床实践技能,提升中医康复治疗的水平和疗效。

编写过程中,以本套教材《传统康复方法学》(第 3 版)为纲,选择该教材中经络与腧穴、推拿疗法、针灸疗法、传统运动疗法等需要实践操作的内容立为四章,章下为实训节。实训节依据【实训内容】【实训目的及意义】【实训材料及对象】【实训步骤】【注意事项】等标题顺序介绍,每节实训课后列有【思考题】。

虽有部分章节内容及顺序稍作调整,但仍体现了与主干教材的一致性。本书注重实用性、适用性,强调标准化、规范化,体现易理解、好掌握、用得上、疗效佳的原则。

由于我们编写水平有限且编写时间仓促,书中或存在不当之处,敬请同行专家、学生及其他读者批评指正。

唐　强　陶　静
2018 年 12 月

目录

第一章　经络与腧穴

第二章　针灸疗法

第三章 推拿疗法

第四章 传统运动疗法

第一章　经络与腧穴

实训一　腧穴的定位方法

【实训内容】

1. 掌握

(1)体表标志定位法:是以人体的各种体表标志为依据来确定腧穴位置的方法,又称自然标志定位法或体表解剖标志定位法。

(2)骨度折量定位法:以体表骨节为主要标志折量全身各部的长度和宽度,定出分寸,用于腧穴定位的方法,又称骨度分寸法、骨度法、折骨定穴法。

(3)指寸定位法:是以患者本人的手指为尺寸折量标准来量取腧穴的定位方法,又称手指比量法、手指同身寸取穴法,或称"同身寸"。

2. 熟悉

(1)体表固定标志与体表活动标志的概念及区别:体表标志主要指分布于全身体表的骨性标志和肌性标志,可分为固定标志与活动标志两种。固定标志指的是各部由骨骼和肌肉所形成的凸起和凹陷、五官轮廓、头发边际、指(趾)甲、乳头、脐窝等身体固定的标志;活动标志指的是各部的关节、肌肉、肌腱、皮肤随着活动而出现的空隙、凹陷、皱纹、尖端等标志。

(2)指寸定位法的分类及概念:分中指同身寸、拇指同身寸、横指同身寸(一夫法)3 种。

中指同身寸:以患者中指屈曲时中节桡侧两端纹头之间的距离为 1 寸。

拇指同身寸:以患者拇指指骨间关节之宽度为 1 寸。与中指同身寸比较,拇指同身寸标志清晰,应用方便,故是指寸法中较为常用的一种。

横指同身寸(一夫法):当患者除拇指外的四指并拢时中指近侧指骨间关节横纹水平的四指宽度为 3 寸。四横指为一夫,合 3 寸,故此法又称"一夫法"。横指同身寸也是指寸法中较为常用的一种。

3. 了解　简便取穴法。

【实训目的及意义】

1. 掌握　体表标志定位法、骨度折量定位法及指寸定位法的运用。

2. 熟悉　体表固定标志与体表活动标志的概念及区别;指寸定位法的分类及概念。

3. 了解　简便取穴方法的运用。

【实训材料及对象】

操作者:实训学生。

操作对象:模特学生。

物品:实训床、点穴笔。

【实训步骤】

一、骨度折量定位法

1. **选择合适的体位** 模特学生按照实训学生的要求采取坐位或卧位姿势。

2. 指出头部、胸腹部、上肢、下肢常用于取穴的骨度折量寸数。

全身主要骨度折量寸,详见表1-1。

表1-1 骨度分寸表

部位	起止点	折量寸	度量法	说明
头面部	前发际正中至后发际正中	12	直寸	用于确定头部腧穴的纵向距离
	眉心(印堂)至前发际正中	3	直寸	用于确定前发际至前头部腧穴的纵向距离
	第7颈椎棘突(大椎)至后发际正中	3	直寸	用于确定后发际至后头部腧穴的纵向距离
	两额角发际(头维)之间	9	横寸	用于确定头前部腧穴的横向距离
	耳后两乳突(完骨)之间	9	横寸	用于确定头后部腧穴的横向距离
胸腹胁部	胸骨上窝(天突)至胸剑联合中点(歧骨)	9	直寸	用于确定胸部(任脉)穴的纵向距离
	胸剑联合中点(歧骨)至脐中	8	直寸	用于确定上腹部腧穴的纵向距离
	脐中至耻骨联合上缘(曲骨)	5	直寸	用于确定下腹部腧穴的纵向距离
	两乳头之间	8	横寸	用于确定胸腹部腧穴的横向距离
背腰部	大椎至尾骶	21	直寸	用于确定背腰部腧穴的纵向距离
	肩胛骨内侧缘至后正中线	3	横寸	用于确定背腰部腧穴的横向距离
上肢部	腋前纹头至肘横纹	9	直寸	用于确定上臂部腧穴的纵向距离
	肘横纹至腕横纹	12	直寸	用于确定前臂部腧穴的纵向距离
下肢部	耻骨联合上缘至股骨内侧髁上缘	18	直寸	用于确定大腿内侧部腧穴的纵向距离
	胫骨内侧髁下缘至内踝尖	13	直寸	用于确定小腿内侧部腧穴的纵向距离
	股骨大转子至腘横纹(前平髌骨下缘)	19	直寸	用于确定大腿外、后侧部腧穴的纵向距离
	腘横纹(平髌尖)至外踝尖	16	直寸	用于确定小腿外侧腧穴的纵向距离
	外踝尖至足底	3	直寸	用于确定足外侧部腧穴的纵向距离

3. 分组进行骨度折量定位法的操作

(1)头面部

◆ 前发际正中至后发际正中:12 寸。

取穴示例:百会——当前发际正中直上 5 寸。

神庭——在头部,前发际正中直上 0.5 寸。

◆ 两额角发际(头维)之间:9 寸。

取穴示例:头维——头侧部,当额角发际上 0.5 寸,头正中线旁 4.5 寸。

本神——在头部,当前发际上 0.5 寸,神庭旁开 3 寸,神庭与头维连线的内 2/3 与外 1/3 的交点处。

◆ 耳后两乳突(完骨)之间:9 寸。

取穴示例:天柱——在颈后区,后发际正中直上 0.5 寸,旁开 1.3 寸,斜方肌外缘凹陷中。

(2)胸腹胁部

◆ 胸骨上窝(天突)至胸剑联合中点(歧骨):9 寸。

◆ 胸部取穴直寸,一般根据肋骨计算,每 1 肋骨折作 1.6 寸。天突穴至璇玑穴可作 1 寸,璇玑穴至中庭穴,各穴间可作 1.6 寸计算。

取穴示例:华盖——在胸部,前正中线上,平第 1 肋间。

璇玑——在胸部,前正中线上,胸骨柄中央,天突下 1 寸。

◆ 胸剑联合中点(歧骨)至脐中:8 寸。

取穴示例:中脘——在上腹部,前正中线上,脐上 4 寸。

建里——在上腹部,前正中线上,脐上 3 寸。

上脘——在上腹部,前正中线上,脐上 5 寸。

◆ 脐中至耻骨联合上缘(曲骨):5 寸。

取穴示例:关元——在下腹部,前正中线上,脐下 3 寸。

石门——在下腹部,前正中线上,脐下 2 寸。

气海——在下腹部,前正中线上,脐下 1.5 寸。

(3)背腰部

◆ 大椎至尾骶:21 寸。

取穴示例:大椎——在背部,当后正中线上,第 7 颈椎棘突下凹陷中。

腰阳关——在腰部,当后正中线上,第 4 腰椎棘突下凹陷中。

◆ 肩胛骨内侧缘至后正中线:3 寸。

取穴示例:肺俞——在脊柱区,第 3 胸椎棘突下,后正中线旁开 1.5 寸。

厥阴俞——在脊柱区,第 4 胸椎棘突下,后正中线旁开 1.5 寸。

(4)上肢部

◆ 腋前纹头至肘横纹:9 寸。

取穴示例:天府——肱二头肌桡侧缘,在臂前区,腋前纹头下 3 寸。

侠白——肱二头肌桡侧缘,在臂前区,腋前纹头下 4 寸,或肘横纹上 5 寸处。

◆ 肘横纹至腕横纹:12 寸。

取穴示例:间使——在前臂掌侧,曲池与大陵连线上,腕横纹上 3 寸,掌长肌腱与桡侧腕屈肌腱之间。

内关——在前臂掌侧，曲池与大陵连线上，腕横纹上 2 寸，掌长肌腱与桡侧腕屈肌腱之间。

(5)下肢部

◆ 耻骨联合上缘至股骨内侧髁上缘:18 寸。

取穴示例:伏兔——在大腿前面，当髂前上棘与髌底外侧端的连线上，髌底外上缘上 6 寸。

阴市——在大腿前面，在髂前上棘与髌底外侧端的连线上，髌底外上缘上 3 寸。

◆ 胫骨内侧髁下缘至内踝尖:13 寸。

取穴示例:漏谷——在内踝尖与阴陵泉的连线上，内踝尖上 6 寸，胫骨内侧缘后方。

地机——在内踝尖与阴陵泉的连线上，阴陵泉下 3 寸。

◆ 股骨大转子至腘横纹(平髌骨下缘):19 寸。

取穴示例:风市——在大腿外侧部的中线上，当腘横纹上 7 寸。

中渎——当风市下 2 寸，或腘横纹上 5 寸，股外侧肌与股二头肌之间。

◆ 外踝尖至足底:3 寸。

取穴示例:大钟——足跟部，内踝后下方，跟腱附着部内侧前方凹陷中，太溪穴下 0.5 寸稍后。

水泉——足跟部，太溪直下 1 寸，跟骨结节内侧凹陷中。

二、体表标志定位法

1. 选择合适的体位　模特学生按照实训学生的要求采取坐位或卧位姿势。

2. 指出常用的体表解剖标志　实训学生在模特学生身体上指出常用于取穴的体表解剖标志。

常用全身各部主要体表标志，详见表 1-2。

表 1-2　全身各部主要体表标志

分部	体表标志	定位方法	取穴举例
头部	前发际正中	头部有发部位的前缘正中	神庭
	后发际正中	头部有发部位的后缘正中	哑门
	额角发际	前发际额部曲角处	头维
	耳尖	在耳向前折时耳的最高点处	角孙
	完骨	耳后颞骨乳突	完骨
	枕外隆凸	枕骨外侧最隆起的骨突	脑户
面部	眉间	两眉头之间中点处	印堂
	瞳孔、目中	平视，瞳孔中央	承泣
颈项部	结喉(喉结)	喉头凸起处	扶突
	第 7 颈椎棘突	颈后隆起最高且能随头旋转而转动者即是	大椎
胸部	胸骨上窝	胸骨切迹上方凹陷处	天突
	胸剑联合中点	胸骨体与剑突结合部	中庭
	乳头	乳头中央	乳中
	第 4 肋间隙	男性乳头平第 4 肋间隙	天池

续表

分部	体表标志	定位方法	取穴举例
腹部	脐中	肚脐中央	神阙
	耻骨联合上缘	耻骨联合上缘与前正中线的交点处	曲骨
背腰骶部	第3胸椎棘突	直立，两手下垂时，两肩胛骨内侧角连线与后正中线的交点	肺俞
	第7胸椎棘突	直立，两手下垂时，两肩胛骨下角的水平线与后正中线的交点	至阳
	第4腰椎棘突	两髂嵴最高点连线与后正中线的交点	腰阳关
	骶管裂孔	取尾骨上方左右的骶角，与两骶角平齐的后正中线上	腰俞
上肢部	腋后纹头	腋窝皱襞的后端	肩贞
	肘横纹	与肱骨内上髁、外上髁连线相平	曲池
	肘尖	尺骨鹰嘴	小海
下肢部	髀枢	股骨大转子	环跳
	臀下横纹	臀与大腿的移行部	承扶
	外膝眼	髌韧带外侧凹陷处中央	犊鼻
	腘横纹	腘窝处横纹	委中
	内踝尖	内踝向内侧的凸起处	太溪
	外踝尖	外踝向外侧的凸起处	昆仑

3. 体表标志定位法的操作：

（1）固定标志：指出各种常见固定标志，如骨骼肌肉之凸起或凹陷、五官轮廓、头发边际、指（趾）甲、乳头、脐窝等。

取穴示例：天枢——脐旁2寸。

阳陵泉——腓骨头前下方凹陷处。

大椎——俯首显示最高的第7颈椎棘突下。

（2）活动标志：指出各种常见活动标志，使身体各部的关节、肌肉、肌腱、皮肤做相应活动，观察并指出动态情况下出现的空隙、凹陷、皱纹、尖端等。

取穴示例：曲池——屈肘（90°）时肘横纹外侧端与肱骨外上髁连线中点。

阳溪——拇指上翘时腕背横纹上拇长、短伸肌腱之间的凹陷中。

肩髃、肩髎——上臂外展水平位，当肩峰与肱骨粗隆之间会出现两个凹陷，前方凹陷取肩髃，后方凹陷取肩髎等。

三、指寸定位法

1. 选择合适的体位 模特学生按照实训学生的要求采取坐位或卧位姿势。

2. 实训学生在模特学生身体上指出常用的指寸

中指同身寸：中指屈曲时中指桡侧两端纹头之间的距离为1寸。

拇指同身寸：以拇指指骨间关节宽度为1寸。

横指同身寸：第2~5指并拢时中指近侧指骨间关节横纹水平的四指宽度为3寸。

3. **指寸定位法的操作**

取穴示例:丰隆——在小腿前外侧,外踝尖上8寸,距胫骨前缘外开两横指(中指)。

少商——拇指桡侧指甲角旁0.1寸。

足三里——在小腿前外侧,犊鼻下3寸,距胫骨前缘外开一横指(中指)。

四、简便取穴法

1. **选择合适的体位** 模特学生按照实训学生的要求采取坐位或卧位姿势。

2. 实训学生在模特学生身体上进行简便取穴定位法的操作。

取穴示例:列缺——两手伸开,与虎口交叉,当示指端处。

劳宫——半握拳,当中指端所指处。

风市——两手自然下垂,于中指端处。

章门——垂肩屈肘于平肘尖处。

百会——两耳角直上连线中点。

【注意事项】

1. 骨度折量法是以《灵枢·骨度》规定的人体各部分寸为基础,并结合历代学者创用的折量分寸作为定穴的依据。其主要方法是将设定的两骨节点之间的长度折量为一定的等份,每1等份为1寸。也就是说,"寸"不是绝对长度,而是代表等份中的1份。不论男女老幼、胖瘦高矮,只要部位相同,其骨度折量寸相同。

2. 腧穴定位应以骨度折量定位法为基础,其他定位法如指寸定位法仅作为参照,并结合一些明显或简便易取的体表解剖标志,以确定腧穴的标准位置。

3. 在具体取穴时,用骨度折量定位法无法定位的腧穴,可参照被取穴者自身的手指进行比量,并结合一些简便的活动标志取穴方法,以确定腧穴的标准定位。

4. 指寸定位法使用方便,但在儿童和身材较常人明显高矮胖瘦者,易有误差,必须在骨度分寸的基础上应用指寸定位法,不能仅以指寸取量全身各部,更不能用指寸定位法替代其他取穴方法,以免取穴不准,影响疗效。

5. 简便取穴法是临床中一种简便易行的腧穴定位方法,但通常仅作为取穴法的参考和补充。

6. 模特学生一般身穿背心和短裤。练习时注意按男女生性别分组。

【思考题】

1. 有哪些腧穴可以采用活动标志取穴法?

2. 什么是骨度分寸法?

3. 什么是一夫法?

实训二 手三阴经及其主要腧穴

【实训目的及意义】

1. **掌握** 手三阴经用于取穴的骨度分寸和定位标志,以及常用腧穴的定位及取穴和操作方法。

2. 熟悉 手三阴经的循行路线。

3. 了解 手三阴经一般经穴的定位及取穴和操作方法。

【实训材料及对象】

操作者:实训学生。

操作对象:模特学生。

物品:实训床、点穴笔。

【实训步骤】

1. 选择合适的体位 模特学生按照实训学生的要求采取坐位或卧位姿势。

2. 指出常用的体表解剖标志 实训学生在模特学生身体上指出常用于取穴的体表解剖标志和人体上肢部以及胸部用于取穴的骨度折量寸数。

3. 寻经点穴 根据手三阴经的循行方向,从起止穴到终止穴,将本经所有腧穴连点成线,在人体上准确画出本经的体表循行线。

4. 分组点穴练习 学生分成若干小组,分别在模特体表标出常用腧穴的具体位置。

【注意事项】

1. 取穴时,应以骨度折量定位法为基础,指寸定位法仅作为参照,并结合一些简便的解剖标志,以确定腧穴的标准位置。

2. 模特学生一般身穿背心和短裤,练习时注意按男女生性别分组。

【思考题】

1. 手三阴经三条经脉的循行路线如何?

2. 手三阴经各有哪些腧穴?

一、手太阴肺经

(一)本经概况

1. 循行

(1)手太阴经脉由 1 条主脉和 1 条支脉构成。

1)主脉:起于中焦→大肠→胃口→肺→肺系→腋下→上肢内侧前缘→止于大指末端。

2)支脉:从腕后别出→沿示指内侧循行,终止于示指末端→接手阳明大肠经。

(2)联系脏腑组织器官:肺、大肠、胃;气管、喉咙。

2. 取穴时应掌握的主要解剖标志

(1)胸部:胸骨角、锁骨、第 1 肋间隙等。

(2)上臂部:腋前皱襞、肱二头肌、肱二头肌腱等。

(3)前臂部:桡骨茎突、腕横纹、桡动脉等。

(4)手部:第一掌骨、赤白肉际、指甲角等。

3. 重点点出中府、尺泽、孔最、列缺、太渊、鱼际、少商等穴在体表的位置。

(二)手太阴肺经腧穴(11 穴)

1. 胸部 共计 2 个穴。取穴体位为坐位、侧卧位或仰卧位。

腧穴	定位	操作
中府	在胸前壁的外上方，云门下 1 寸，平第 1 肋间隙，距前正中线 6 寸	斜刺或平刺 0.5~0.8 寸。不可深刺
云门	在胸前壁的外上方，肩胛骨喙突上方，锁骨下窝凹陷处，距前正中线 6 寸	向外斜刺 0.5~0.8 寸。不可深刺

2. 上臂部 共计 2 个穴。取穴体位为坐位、侧卧位或仰卧位。

腧穴	定位	操作
天府	在臂内侧面，肱二头肌桡侧缘，腋前纹头下 3 寸处	直刺 0.5~1.0 寸
侠白	在臂内侧面，肱二头肌桡侧缘，腋前纹头下 4 寸处，或肘横纹上 5 寸处	直刺 0.5~1.0 寸

3. 前臂部 共计 5 个穴。取穴体位为正坐位，微曲肘。

腧穴	定位	操作
尺泽	在肘横纹中，肱二头肌腱桡侧凹陷处	直刺 0.8~1.2 寸，或点刺出血
孔最	在前臂掌面桡侧，当尺泽与太渊连线上，腕横纹上 7 寸处	直刺 0.5~1.0 寸
列缺	在前臂桡侧缘，桡骨茎突上方，腕横纹上 1.5 寸，当肱桡肌与拇长展肌腱之间	向上斜刺 0.3~0.5 寸
经渠	在前臂掌面桡侧，桡骨茎突与桡动脉之间凹陷处，腕横纹上 1 寸	避开桡动脉，直刺 0.3~0.5 寸
太渊	在腕掌侧横纹桡侧，桡动脉搏动处	

4. 手部 共计 2 个穴。取穴体位为坐位或者卧位。

腧穴	定位	操作
鱼际	在手拇指本节（第 1 掌指关节）后凹陷处，约当第 1 掌骨中点桡侧，赤白肉际处	直刺 0.5~0.8 寸
少商	在手拇指末节桡侧，距指甲根角旁 0.1 寸	浅刺 0.1~0.2 寸，或点刺出血

二、手少阴心经

（一）本经概况

1. 循行

（1）手少阴经脉由 1 条主脉和 2 条支脉构成。

1）主脉：起于心中→心系→膈→小肠。

2）支脉 1：从心系→咽→目系。

3）支脉 2：从心系→肺→腋下→上肢内侧后缘→小指末端→接手太阳小肠经。

（2）联系脏腑组织器官：心、小肠、肺；食管、目。

2. 取穴时应掌握的主要解剖标志

（1）上臂部：腋动脉、腋前皱襞、肱二头肌、肱骨内上髁等。

（2）前臂部：尺侧腕屈肌腱、腕横纹等。

（3）手部：第 4、5 掌骨，指甲角等。

3. 重点点出极泉、青灵、少海、灵道、通里、阴郄、神门、少府、少冲等穴在体表的位置。

（二）手少阴心经腧穴（9 穴）

1. 腋窝及上臂部 共计 2 穴。取穴体位为坐位或仰卧位。

腧穴	定位	操作
极泉	上臂外展，在腋窝顶点，腋动脉搏动处	避开腋动脉，直刺或斜刺 0.3~0.5 寸
青灵	在臂内侧，当极泉与少海的连线上，肘横纹上 3 寸，肱二头肌的内侧沟中	直刺 0.5~1 寸

2. 前臂部 共计 5 穴。取穴体位为坐位或仰卧位。

腧穴	定位	操作
少海	屈肘举臂，在肘横纹内侧端与肱骨内上髁连线的中点处	直刺 0.5~1 寸
灵道	在前臂掌侧，当尺侧腕屈肌腱的桡侧缘，腕横纹上 1.5 寸	直刺 0.3~0.5 寸
通里	在前臂掌侧，当尺侧腕屈肌腱的桡侧缘，腕横纹上 1 寸	
阴郄	在前臂掌侧，当尺侧腕屈肌腱的桡侧缘，腕横纹上 0.5 寸	
神门	在腕部，腕掌侧横纹尺侧端，尺侧腕屈肌腱的桡侧凹陷处	

3. 手部 共计 2 穴。

腧穴	定位	操作
少府	在手掌面，第 4、5 掌骨之间，握拳时，当小指尖处	直刺 0.3~0.5 寸
少冲	在手小指末节桡侧，距指甲角 0.1 寸	浅刺 0.1 寸；或点刺出血

三、手厥阴心包经

（一）本经概况

1. 循行

（1）手厥阴经脉由 1 条主脉和 2 条支脉构成。

1）主脉：起于胸中→心包→膈→三焦。

2）支脉 1：从胸别出→胁→腋下→上肢内侧中间→掌中→沿中指出于末端。

3）支脉 2：从掌中别出→沿无名指尺侧出于末端→接手少阳三焦经。

（2）联系脏腑组织器官：心包，三焦；喉咙（经别）。

2. 取穴时应掌握的主要解剖标志

(1)胸部:乳头,第4肋间隙等。

(2)上臂部:腋前纹头,肱二头肌及肌腱等。

(3)前臂部:肘横纹,桡侧腕屈肌腱,腕掌横纹等。

(4)手部:掌长肌腱,第2、3掌骨,中指端等。

3. 重点点出天池、曲泽、间使、内关、大陵、劳宫、中冲等穴在体表的位置。

(二)手厥阴心包经腧穴(9穴)

1. **胸部** 共计1穴。取穴体位为仰卧位。

腧穴	定位	操作
天池	在第4肋间隙,乳头外1寸,前正中线旁开5寸	斜刺或平刺0.3~0.5寸;不可深刺

2. **上肢部** 共计8穴。取穴体位为端坐位或仰卧位。

腧穴	定位	操作
天泉	在上臂前区,腋前纹头下2寸,肱二头肌长、短头之间	直刺1~1.5寸;可灸
曲泽	在肘前区,肘横纹上,肱二头肌腱的尺侧缘凹陷中	直刺1~1.5寸;或点刺出血;可灸
郄门	在前臂前区,腕掌侧远端横纹上5寸,掌长肌腱与桡侧腕屈肌腱之间	直刺0.5~1寸;可灸
间使	在前臂前区,腕掌侧远端横纹上3寸,掌长肌腱与桡侧腕屈肌腱之间	
内关	在前臂前区,腕掌侧远端横纹上2寸,掌长肌腱与桡侧腕屈肌腱之间	
大陵	在腕前区,腕掌侧远端横纹中点处,掌长肌腱与桡侧腕屈肌腱之间	直刺0.3~0.5寸;可灸
劳宫	在掌区,横平第3掌指关节近端,第2、3掌骨之间,偏于第3掌骨	直刺0.3~0.5寸;可灸;本穴为急救要穴之一
中冲	在中指末端最高点	浅刺0.1寸;或点刺出血;可灸;本穴为急救要穴之一

实训三 手三阳经及其主要腧穴

【实训目的及意义】

1. **掌握** 手三阳经用于取穴的骨度分寸和定位标志,以及常用腧穴的定位及取穴和操作方法。

2. **熟悉** 手三阳经的循行路线。

3. **了解** 手三阳经一般经穴的定位及取穴和操作方法。

【实训材料及对象】

操作者:实训学生。

操作对象:模特学生。

物品:实训床、点穴笔。

【实训步骤】

1. **选择合适的体位** 模特学生按照实训学生的要求采取坐位或卧位姿势。

2. **指出常用的体表解剖标志** 实训学生在模特学生身体上指出常用于取穴的体表解剖标志和人体头面部、上肢部、胸部等常用于取穴的骨度折量寸数。

3. **寻经点穴** 根据手三阳经的循行方向,从起始穴到终止穴,将本经所有腧穴连点成线,在人体上准确画出本经的体表循行线。

4. **分组点穴练习** 学生分成若干小组,分别在模特体表标出常用腧穴的具体位置。

【注意事项】

1. 取穴时,应以骨度折量定位法为基础,指寸定位法仅作为参照,并结合一些简便的解剖标志,以确定腧穴的标准位置。

2. 模特学生一般身穿背心和短裤,练习时注意按男女生性别分组。

【思考题】

1. 手三阳经三条经脉的循行路线如何?

2. 手三阳经各有哪些腧穴?

一、手阳明大肠经

(一)本经概况

1. 循行

(1)手阳明经脉由 1 条主脉和 1 条支脉构成。

1)主脉:起于示指端→虎口→腕上两筋间→上肢外侧前缘→肩→交会大椎→缺盆→肺→大肠。

2)支脉:从缺盆部上行→颈→面颊→下齿→口旁→交会人中部(左右交叉)→止于鼻旁→接足阳明胃经。

(2)联系脏腑组织器官:肺、大肠;口、下齿、鼻。

2. 取穴时应掌握的主要解剖标志

(1)手部:第二掌指关节、指甲角等。

(2)上臂部:腋前皱襞、三角肌、肩峰等。

(3)前臂部:拇长伸肌腱、拇短伸肌腱、腕横纹、肘横纹等。

(4)颈部:胸锁乳突肌、喉结等。

(5)面部:鼻翼、鼻唇沟等。

3. 重点点出商阳、三间、合谷、阳溪、偏历、手三里、曲池、臂臑、肩髃、扶突、迎香等穴在体表的位置。

（二）手阳明大肠经腧穴（20穴）

1. 手臂部 共计4穴。自然伸手，手背向上。

腧穴	定位	操作
商阳	在手示指末节桡侧，距指甲角0.1寸	浅刺0.1~0.2寸；或点刺出血
二间	微握拳，在示指本节（第2掌指关节）前桡侧凹陷处	直刺0.2~0.3寸
三间	微握拳，在示指本节（第2掌指关节）后桡侧凹陷处	直刺0.5~0.8寸
合谷	在手背，第1、2掌骨间，当第2掌骨桡侧的中点处	直刺0.5~1.0寸

2. 前臂部 共计7穴。取穴体位为正坐位或仰卧位，侧腕曲肘位。

腧穴	定位	操作
阳溪	在腕背横纹桡侧，手拇指向上翘起时，当拇长伸肌腱与拇短伸肌腱之间的凹陷中	直刺0.5~0.8寸
偏历	屈肘，在前臂背面桡侧，当阳溪与曲池的连线上，腕横纹上3寸	
温溜	屈肘，在前臂背面桡侧，当阳溪与曲池的连线上，腕横纹上5寸	直刺0.5~1.0寸
下廉	在前臂背面桡侧，当阳溪与曲池的连线上，肘横纹下4寸	
上廉	在前臂背面桡侧，当阳溪与曲池的连线上，肘横纹下3寸	
手三里	在前臂背面桡侧，当阳溪与曲池的连线上，肘横纹下2寸	直刺0.8~1.2寸
曲池	在肘横纹外侧端，屈肘，当尺泽与肱骨外上髁连线中点	直刺1.0~1.5寸

3. 上臂部 共计3穴。取穴体位为正坐位或者仰卧位。

腧穴	定位	操作
肘髎	在臂外侧，屈肘，曲池上方1寸，当肱骨边缘处	直刺0.5~1.0寸
手五里	在臂外侧，当曲池与肩髃连线上，曲池上3寸	避开动脉，直刺0.5~1.0寸
臂臑	当曲池与肩髃连线上，曲池上7寸。自然垂臂时在臂外侧，三角肌止点处	直刺或向上斜刺0.8~1.5寸

4. 肩部 共计2穴。取穴体位为正坐位、侧卧位或仰卧位。

腧穴	定位	操作
肩髃	在肩部，三角肌上，臂外展，或向前平伸时，当肩峰前下方凹陷处	直刺或向下斜刺0.8~1.5寸
巨骨	在肩上部，当锁骨肩峰端与肩胛冈之间凹陷处	直刺，微斜向外下方，进针0.5~1.0寸

5. **颈项部** 共计2穴。取穴体位为正坐位或仰卧位。

腧穴	定位	操作
天鼎	在颈外侧部,胸锁乳突肌后缘,当结喉旁,扶突穴与缺盆连线中点	直刺0.5~0.8寸
扶突	在颈外侧部,结喉旁,当胸锁乳突肌的前、后缘之间	

6. **面部** 共计2穴。取穴体位为正坐位或仰卧位。

腧穴	定位	操作
口禾髎	在上唇部,孔鼻外缘直下,平水沟穴	平刺或斜刺0.3~1.0寸
迎香	在鼻翼外缘中点旁开约0.5寸,当鼻唇沟中	平刺或斜刺0.3~0.5寸

二、手少阳三焦经

(一)本经概况

1. 循行

(1)手少阳经脉由1条主脉和2条支脉构成。

1)主脉:起于无名指端→上肢外侧中间→肩背部→缺盆→胸中→心包→三焦。

2)支脉1:从胸中别出→出缺盆→上项→耳后→耳上→面颊→目眶下。

3)支脉2:从耳后别出→耳中→耳前→面颊→目外侧→接足少阳胆经。

(2)联系脏腑组织器官:心包,三焦,头,耳,目;舌本(经筋)。

2. 取穴时应掌握的主要解剖标志

(1)手部:指甲根角,第4、5掌指关节等。

(2)腕部:腕背横纹,指总伸肌腱等。

(3)前臂部:桡、尺骨,腕背侧远端横纹等。

(4)上臂部:尺骨鹰嘴,肱骨内上髁,肱骨外上髁,三角肌等。

(5)肩部:肱骨大结节,肩峰,肩胛骨等。

(6)颈部:第7颈椎棘突,胸锁乳突肌,乳突,下颌角,下颌角髁状突等。

(7)耳部:耳郭,耳郭根,耳尖,耳屏上切迹等。

(8)头部:眉梢,鬓发后缘。

3. 重点点出关冲、中渚、阳池、外关、支沟、肩髎、翳风、耳门、丝竹空等穴在体表的位置。

(二)手少阳三焦经腧穴(23穴)

1. **手部** 共计4穴。取穴体位为端坐位或仰卧位。

腧穴	定位	操作
关冲	在手指,第4指末节尺侧,指甲根角侧上方0.1寸	浅刺0.1寸;或点刺出血;可灸。本穴为急救要穴之一
液门	在手背部,当第4、5指间,指蹼上方赤白肉际凹陷处	直刺0.3~0.5寸;可灸
中渚	在手背,第4、5掌骨间,第4掌指关节近端凹陷中	
阳池	在腕后区,腕背侧远端横纹上,指总伸肌腱的尺侧凹陷中	

2. 臂部 共计9穴。取穴体位为端坐位或仰卧位。

腧穴	定位	操作
外关	在前臂后区,腕背侧远端横纹上2寸,尺骨与桡骨之间	直刺0.5~1寸;可灸
支沟	在前臂后区,腕背侧远端横纹上3寸,尺骨与桡骨之间	
会宗	在前臂后区,腕背侧远端横纹上3寸,尺骨的桡侧缘	
三阳络	在前臂后区,腕背侧远端横纹上4寸,尺骨与桡骨之间	
四渎	在前臂后区,肘尖下5寸,尺骨与桡骨之间	
天井	在肘后区,肘尖与肩峰角连线上,肘尖上1寸凹陷处	直刺0.8~1.2寸;可灸
清冷渊	在臂后区,肘尖与肩峰角连线上,当肘尖上2寸,即天井穴上1寸	
消泺	在臂后区,肘尖与肩峰角连线上,当肘尖上5寸	直刺1~1.5寸;可灸
臑会	在臂后区,肩峰角下3寸,三角肌后下缘	

3. 肩部 共计2穴。取穴体位为端坐位。

腧穴	定位	操作
肩髎	在三角肌区,肩峰角与肱骨大结节两骨间凹陷中。上臂外展平举时,于肩峰后下方凹陷处	直刺1~1.5寸;可灸
天髎	在肩胛区,肩胛骨上角骨际凹陷中	直刺0.5~1寸;可灸

4. 头项部 共计8穴。取穴体位为端坐位或仰卧位。

腧穴	定位	操作
天牖	在颈侧部,横平下颌角,胸锁乳突肌的后缘凹陷中	直刺0.5~1寸;可灸
翳风	在颈部,耳垂后方,当乳突下端前方凹陷处	
瘈脉	在头部,耳后乳突中央,当角孙与翳风之间,沿耳轮弧形连线的上2/3与下1/3的交点处	平刺0.3~0.5寸;或点刺出血;可灸
颅息	在头部,当角孙与翳风之间,沿耳轮弧形连线的上1/3与下2/3的交点处	平刺0.3~0.5寸;可灸
角孙	在侧头部,折耳郭向前,当耳尖正对发际处	
耳门	在耳区,当耳屏上切迹与下颌骨髁状突之间,张口有凹陷处	微张口,直刺0.5~1寸;可灸
耳和髎	在头侧部,当鬓发后缘,平耳根之前方,颞浅动脉后缘	避开动脉,平刺0.3~0.5寸;可灸
丝竹空	在面部,当眉梢凹陷处	平刺0.3~0.5寸

三、手太阳小肠经

（一）本经概况

1. 循行

(1)手太阳经脉由1条主脉和2条支脉构成。

1)主脉:起于手小指之端→手外侧→腕→上肢外侧后缘→肩部→绕肩胛骨→项背→缺盆→络心→咽(食管)→膈→胃→小肠。

2)支脉1:从缺盆别出→颈→面颊→目锐眦→入耳中。

3)支脉2:从面颊别出→鼻→目内眦→接足太阳膀胱经。

(2)联系的脏腑组织器官:小肠、心、胃;食管、膈、鼻、耳。

2. 取穴时应掌握的主要解剖标志

(1)手部:指甲角、第五掌指关节、第五掌骨基底、钩骨等。

(2)腕部:腕横纹、尺骨茎突、三角骨等。

(3)前臂部:尺骨头、腕背横纹等。

(4)肘部:尺骨鹰嘴、肱骨内上髁等。

(5)肩胛部:腋后纹头、肩胛骨、肩胛冈、冈下窝、冈上窝等。

(6)背部:第七颈椎棘突、第一胸椎棘突等。

(7)颈部:胸锁乳突肌、喉结、下颌角等。

3. 重点点出少泽、后溪、腕骨、养老、支正、小海、天宗、颧髎、听宫等穴在体表的位置。

（二）手太阳小肠经腧穴（19穴）

1. 手腕部 共计5穴。取穴体位为自然伸手,手背向上。

腧穴	定位	操作
少泽	在手小指末节尺侧,距指甲角0.1寸	浅刺0.1寸或点刺出血;孕妇慎用
前谷	在手尺侧,微握拳,当小指本节(第5掌指关节)前的掌指横纹头赤白肉际	直刺0.3~0.5寸
后溪	在手掌尺侧,微握拳,当小指本节(第5掌指关节)后的远侧掌横纹头赤白肉际	直刺0.5~0.8寸
腕骨	在手掌尺侧,当第5掌骨基底与钩骨之间的凹陷,赤白肉际处	直刺0.3~0.5寸
阳谷	在手腕尺侧,当尺骨茎突与三角骨之间的凹陷处	

2. 前臂部 共计3穴。取穴体位为坐位或仰卧位。

腧穴	定位	操作
养老	在前臂背面尺侧,当尺骨小头近端桡侧凹陷中	直刺或斜刺0.5~0.8寸;强身保健可用温和灸
支正	在前臂背面尺侧,当阳谷与小海的连线上,腕背横纹上5寸	直刺或斜刺0.5~0.8寸
小海	微屈肘,在肘内侧,当尺骨鹰嘴与肱骨内上髁之间凹陷处	直刺0.3~0.5寸

3. **肩部** 共计5穴。取穴体位为坐位。

腧穴	定位	操作
肩贞	在肩关节后下方，臂内收时，腋后纹头上1寸(指寸)	直刺1~1.5寸，不宜向胸侧深刺
臑俞	在肩部，当腋后纹头直上，肩胛冈下缘凹陷中	直刺或斜刺0.5~1.5寸；不宜向胸侧深刺
天宗	在肩胛部，当冈下窝中央凹陷处，与第4胸椎相平	直刺或斜刺0.5~1寸；遇到阻力不可强行进针
秉风	在肩胛部，冈上窝中央，天宗直上，举臂有凹陷处	直刺或斜刺0.5~1寸
曲垣	在肩胛部，冈上窝内侧端，当臑俞与第2胸椎棘突连线的中点处	直刺或斜刺0.5~1寸；宜向锁骨上窝上方刺，不宜向胸部深刺

4. **背部** 共计2穴。取穴体位为坐位。

腧穴	定位	操作
肩外俞	在背部，当第1胸椎棘突下，后正中线旁开3寸	斜刺0.5~0.8寸，不宜深刺
肩中俞	在背部，当第7颈椎棘突下，后正中线旁开2寸	斜刺0.5~0.8寸，不宜深刺

5. **颈项部** 共计2穴。取穴体位为坐位。

腧穴	定位	操作
天窗	在颈部，横平喉结，胸锁乳突肌后缘，扶突后，与喉结相平	直刺0.5~1寸
天容	在颈外侧部，当下颌角的后方，胸锁乳突肌的前缘凹陷中	直刺0.5~1寸，注意避开血管

6. **面部** 共计2穴。取穴体位为坐位或仰卧位。

腧穴	定位	操作
颧髎	在面部，当目外眦直下，颧骨下缘凹陷处	直刺0.3~0.5寸，斜刺或平刺0.5~1寸
听宫	在面部，耳屏前，下颌骨髁状突的后方，张口时呈凹陷处	张口，直刺1~1.5寸；留针时要保持一定的张口姿势

实训四 足三阴经及其主要腧穴

【实训目的及意义】

1. **掌握** 足三阴经用于取穴的骨度分寸和定位标志，以及常用腧穴的定位及取穴和操作方法。

2. 熟悉 足三阴经的循行路线。

3. 了解 足三阴经一般经穴的定位及取穴和操作方法。

【实训材料及对象】

操作者：实训学生。

操作对象：模特学生。

物品：实训床、点穴笔。

【实训步骤】

1. 选择合适的体位 模特学生按照实训学生的要求采取坐位或卧位姿势。

2. 指出常用的体表解剖标志 实训学生在模特学生身体上指出常用于取穴的体表解剖标志和人体头面部、胸部、腹部、下肢部等常用于取穴的骨度折量寸数。

3. 寻经点穴 根据足三阴经的循行方向，从起始穴到终止穴，将本经所有腧穴连点成线，在人体上准确画出本经的体表循行线。

4. 分组点穴练习 学生分成若干小组，分别在模特体表标出常用腧穴的具体位置。

【注意事项】

1. 取穴时，应以骨度折量定位法为基础，指寸定位法仅作为参照，并结合一些简便的解剖标志，以确定腧穴的标准位置。

2. 模特学生一般身穿背心和短裤，练习时注意按男女生性别分组。

【思考题】

1. 足三阴经三条经脉的循行路线如何？

2. 足三阴经各有哪些腧穴？

一、足太阴脾经

（一）本经概况

1. 循行

(1)足太阴经脉由 1 条主脉和 1 条支脉构成。

1)主脉：起于足大趾内侧端→内踝前→下肢内侧中间（内踝上 8 寸以下）→下肢内侧前缘（内踝上 8 寸）→脾→胃→膈→咽→舌下。

2)支脉：从胃别出→上膈→注心中→接手少阴心经。

(2)联系脏腑组织器官：脾、胃、心；食管、舌。

2. 取穴时应掌握的主要解剖标志

(1)足部：趾甲、跖趾关节、第一跖骨、赤白肉际、舟骨结节等。

(2)小腿部：内踝尖、胫骨、胫骨内侧髁。

(3)膝部：髌骨。

(4)腹部：耻骨联合、脐、胸剑联合等。

(5)胸部：乳头，第 2、3、4、5、6 肋间隙，胸骨角等。

3. 重点点出隐白、太白、公孙、三阴交、地机、阴陵泉、血海、大横、大包等穴在体表的位置。

（二）足太阴脾经腧穴（21 穴）

1. 足部 共计 5 穴。取穴体位为坐位或仰卧位。

腧穴	定位	操作
隐白	在足大趾末节内侧，距趾甲角 0.1 寸	浅刺 0.1 寸
大都	在足内侧缘，当足大趾本节（第 1 跖趾关节）前下方赤白肉际处	直刺 0.3~0.5 寸
太白	在足内侧缘，当足大趾本节（第 1 跖趾关节）后下方赤白肉际凹陷处	直刺 0.5~0.8 寸
公孙	在足内侧缘，当第 1 跖骨基底的前下方，赤白肉际处	直刺 0.6~1.2 寸
商丘	在足内踝前下方凹陷处，当舟骨结节与内踝尖连线的中点处	直刺 0.5~0.8 寸

2. 小腿部 共计 4 穴。取穴体位为坐位或仰卧位。

腧穴	定位	操作
三阴交	在小腿内侧，当足内踝尖上 3 寸，胫骨内侧缘后方	直刺 1~1.5 寸；孕妇禁针
漏谷	在小腿内侧，当内踝尖与阴陵泉的连线上，距内踝尖 6 寸，胫骨内侧缘后方	直刺 1~1.5 寸
地机	在内踝尖与阴陵泉的连线上，阴陵泉下 3 寸	
阴陵泉	在小腿内侧，当胫骨内侧髁后下方凹陷处	直刺 1~2 寸；治疗膝痛可向阳陵泉或委中方向透刺

3. 大腿部 共计 2 穴。取穴体位为坐位或仰卧位。

腧穴	定位	操作
血海	屈膝，在大腿内侧，髌底内侧端上 2 寸，当股四头肌内侧头的隆起处	直刺 1~1.5 寸
箕门	在大腿内侧，当血海与冲门连线上，血海上 6 寸	避开动脉，直刺 0.5~1 寸

4. 腹部 共计 5 穴。取穴体位为仰卧位。

腧穴	定位	操作
冲门	在腹股沟外侧，距耻骨联合上缘中点 3.5 寸，当髂外动脉搏动处的外侧	避开动脉，直刺 0.5~1 寸
府舍	在下腹部，当脐中下 4 寸，冲门上方 0.7 寸，前正中线旁开 4 寸	直刺 1~1.5 寸
腹结	在下腹部，大横下 1.3 寸，前正中线旁开 4 寸	直刺 1~2 寸
大横	在腹中部，脐中旁开 4 寸	
腹哀	在上腹部，当脐中上 3 寸，前正中线旁开 4 寸	直刺 1~1.5 寸

5. **胸胁部** 共计 5 穴。取穴体位为仰卧位。

腧穴	定位	操作
食窦	在胸外侧部,当第 5 肋间隙,前正中线旁开 6 寸	斜刺或向外平刺 0.5~0.8 寸。本经食窦至大包诸穴,深部为肺脏,不可深刺
天溪	在胸外侧部,当第 4 肋间隙,前正中线旁开 6 寸	
胸乡	在胸外侧部,当第 3 肋间隙,前正中线旁开 6 寸	
周荣	在胸部,第 2 肋间隙,前正中线旁开 6 寸	
大包	在侧胸部,腋中线上,当第 6 肋间隙处	

二、足厥阴肝经

(一)本经概况

1. 循行

(1)足厥阴经脉由 1 条主脉和 2 条支脉构成。

1)主脉:起于足大趾丛毛处→足背→内踝前 1 寸→踝上 8 寸处交足太阴脾经之后→腘内侧→大腿内侧的中间→阴毛中→环绕阴器→小腹→夹胃→属肝→络胆→膈→胸胁→喉咙之后→鼻咽部→目系→额→巅。

2)支脉:从目系→下颊里→环唇内。

3)支脉:从肝别出→膈→上注肺→接手太阴肺经。

(2)联系脏腑组织器官:肝,胆,胃,肺,膈,前阴,喉,目。

2. 取穴时应掌握的主要解剖标志

(1)足踝部:趾甲根角,第 1、2 趾间趾蹼缘后方赤白肉际处,第 1、2 跖骨结合部等。

(2)小腿部:胫骨前肌腱,胫骨内侧面,胫骨内侧髁等。

(3)膝部:股骨内侧髁,半腱肌,半膜肌等。

(4)大腿部:股内肌,缝匠肌等。

(5)胸腹部:第 11 肋游离端,第 6 肋间隙,腹股沟动脉,耻骨联合等。

3. 重点点出大敦、行间、太冲、曲泉、章门、期门等穴在体表的位置。

(二)足厥阴肝经腧穴(14 穴)

1. **下肢部** 共计 11 穴。取穴体位为仰卧位。

腧穴	定位	操作
大敦	在足趾,足大趾末节外侧,趾甲根角旁开 0.1 寸	浅刺 0.1~0.2 寸;或点刺出血;可灸
行间	在足背,第 1、2 趾间,趾蹼缘后方赤白肉际处	直刺 0.5~0.8 寸;可灸
太冲	在足背,第 1、2 跖骨间,跖骨底结合部前方凹陷中,或触及动脉搏动	
中封	在踝区,内踝前 1 寸,胫骨前肌肌腱内侧凹陷中	

续表

腧穴	定位	操作
蠡沟	在小腿内侧,内踝尖上 5 寸,胫骨内侧面的中央	平刺 0.5~0.8 寸;可灸
中都	在小腿内侧,内踝尖上 7 寸,胫骨内侧面的中央	
膝关	在膝部,胫骨内侧髁的后下方,阴陵泉后 1 寸	直刺 1~1.5 寸;可灸
曲泉	在膝部,腘横纹内侧端,半腱肌肌腱内缘凹陷中	
阴包	在股前区,髌底上 4 寸,股内肌与缝匠肌之间	直刺 0.8~1.5 寸;可灸
足五里	在股前区,气冲直下 3 寸,动脉搏动处	
阴廉	在股前区,气冲直下 2 寸	

2. 胸腹部 共计 3 穴。取穴体位为仰卧位。

腧穴	定位	操作
急脉	在腹股沟区,横平耻骨联合上缘,前正中线旁开 2.5 寸	避开动脉,直刺 0.5~1 寸;可灸
章门	在侧腹部,第 11 肋游离端的下方	直刺 0.8~1 寸;可灸
期门	在胸部,第 6 肋间隙,前正中线旁开 4 寸	斜刺或平刺 0.5~0.8 寸;不可深刺,以免伤及内脏;可灸

三、足少阴肾经

(一)本经概况

1. 循行

(1)足少阴经脉由 2 条主脉和 1 条支脉构成。

1)主脉:起于小趾之下→足心→舟骨粗隆之下→内踝之后→足跟→下肢内侧→腘窝内侧→大腿内侧后缘→贯脊→肾→膀胱。

2)主脉:从肾→肝→膈→肺中→喉咙→舌根旁。

3)支脉:从肺别出→心→胸中→接手厥阴心包经。

(2)联系脏腑组织器官:肾,膀胱,肝,肺,心,喉咙,舌根;阴器(经筋)。

2. 取穴时应掌握的主要解剖标志

(1)足部:足心凹陷,舟骨粗隆,足跟等。

(2)踝部:内踝尖等。

(3)小腿部:跟腱,胫骨内侧面后缘等。

(4)腘窝部:半腱肌腱,半膜肌腱,腘横纹等。

(5)腹部:脐中,耻骨联合上缘,前正中线等。

(6)胸部:锁骨,肋间隙,前正中线等。

3. 重点点出涌泉、然谷、太溪、大钟、照海、复溜、阴谷、肓俞、俞府等穴在体表的位置。

(二)足少阴肾经腧穴(27 穴)

1. 下肢部 共计 10 穴。取穴体位为端坐或仰卧位。

腧穴	定位	操作
涌泉	在足底,屈足卷趾时足心最凹陷中,约足底第2、3趾蹼缘与足跟连线的前1/3与后2/3交点处	直刺0.5~1寸;斜刺时要防止刺伤足底动脉;可灸
然谷	在足内侧,足舟骨粗隆下方,赤白肉际处	直刺0.5~1寸;可灸
太溪	在踝区,内踝尖与跟腱之间的凹陷中	
大钟	在跟区,内踝后下方,跟骨上缘,跟腱附着部前缘凹陷中	直刺0.3~0.5寸;可灸
水泉	在跟区,太溪直下1寸,跟骨结节内侧凹陷中	
照海	在踝区,内踝尖下1寸,内踝下缘边际凹陷中	直刺0.5~0.8寸;可灸
复溜	在小腿内侧,内踝尖上2寸,跟腱的前缘	直刺0.5~1寸;可灸
交信	在小腿内侧,内踝尖上2寸,胫骨内侧缘后际凹陷处中;复溜穴前0.5寸	直刺0.5~1寸
筑宾	在小腿内侧,太溪穴直上5寸,比目鱼肌与跟腱之间	
阴谷	在膝后区,腘横纹上,半腱肌腱外侧缘	直刺1~1.5寸;可灸

2. 腹部 共计11穴。取穴体位为仰卧位。

腧穴	定位	操作
横骨	在下腹部,脐中下5寸,前正中线旁开0.5寸	直刺1~1.5寸;可灸
大赫	在下腹部,脐中下4寸,前正中线旁开0.5寸	
气穴	在下腹部,脐中下3寸,前正中线旁开0.5寸	
四满	在下腹部,脐中下2寸,前正中线旁开0.5寸	
中注	在下腹部,脐中下1寸,前正中线旁开0.5寸	
肓俞	在腹部,脐中旁开0.5寸	
商曲	在上腹部,脐中上2寸,前正中线旁开0.5寸	
石关	在上腹部,脐中上3寸,前正中线旁开0.5寸	
阴都	在上腹部,脐中上4寸,前正中线旁开0.5寸	
腹通谷	在上腹部,脐中上5寸,前正中线旁开0.5寸	直刺0.5~1.0寸;可灸
幽门	在上腹部,脐中上6寸,前正中线旁开0.5寸	直刺0.5~0.8寸;可灸

3. 胸部 共计6穴。取穴体位为仰卧位。

腧穴	定位	操作
步廊	在胸部,第5肋间隙,前正中线旁开2寸	斜刺或平刺0.5~0.8寸;不可深刺,以免伤及内脏,可灸
神封	在胸部,第4肋间隙,前正中线旁开2寸	
灵墟	在胸部,第3肋间隙,前正中线旁开2寸	
神藏	在胸部,第2肋间隙,前正中线旁开2寸	
彧中	在胸部,第1肋间隙,前正中线旁开2寸	
俞府	在胸部,锁骨下缘,前正中线旁开2寸	

实训五　足三阳经及其主要腧穴

【实训目的及意义】

1. 掌握　足三阳经用于取穴的骨度分寸和定位标志，以及常用腧穴的定位及取穴和操作方法。

2. 熟悉　足三阳经的循行路线。

3. 了解　足三阳经一般经穴的定位及取穴和操作方法。

【实训材料及对象】

操作者：实训学生。

操作对象：模特学生。

物品：实训床、点穴笔。

【实训步骤】

1. 选择合适的体位　模特学生按照实训学生的要求采取坐位或卧位姿势。

2. 指出常用的体表解剖标志　实训学生在模特学生身体上指出常用于取穴的体表解剖标志和人体头面部、胸腹部和下肢部常用于取穴的骨度折量寸数。

3. 寻经点穴　根据足三阳经的循行方向，从起始穴或终止穴，将本经所有腧穴连点成线，在人体上准确画出本经的体表循行线。

4. 分组点穴练习　学生分成若干小组，分别在模特体表标出常用腧穴的具体位置。

【注意事项】

1. 取穴时，应以骨度折量定位法为基础，指寸定位法仅作为参照，并结合一些简便的解剖标志，以确定腧穴的标准位置。

2. 模特学生一般身穿背心和短裤，练习时注意按男女生性别分组。

【思考题】

1. 足三阳经三条经脉的循行路线如何？

2. 足三阳经各有哪些腧穴？

一、足阳明胃经

（一）本经概况

1. 循行

(1) 足阳明经脉由2条主脉和4条支脉构成。

1) 主脉1：起于鼻→鼻根→鼻外侧→上齿→口角旁→下颌→耳前→头角。

2) 主脉2：从缺盆→胸腹部第二侧线→腹股沟。

3) 支脉1：从下颌→喉咙→缺盆→膈→胃→脾。

4)支脉 2:从胃下口→腹股沟→大腿前部→膝髌→胫外侧前缘→足背→足中趾内侧(次趾外侧)。

5)支脉 3:从膝下三寸→胫外侧前缘→足背→足中趾外侧。

6)支脉 4:从足背→出足大趾末端→接足太阴脾经。

(2)联系脏腑组织器官:胃、脾;鼻、目、上齿、口、喉咙、乳房。

2. 取穴时主要应掌握的解剖标志

(1)头面部:瞳孔、眼球、眶下缘、眶下孔、鼻翼下缘、鼻唇沟、口角、咬肌、下颌角、颧弓、下颌切迹、额角发际等。

(2)颈部:胸锁乳突肌、锁骨上窝等。

(3)胸部:锁骨、胸骨角、乳头、第 1~5 肋间隙等。

(4)腹部:胸剑联合、脐、耻骨联合上缘等。

(5)大腿部:髂前上棘、股四头肌、髌底等。

(6)小腿部:髌骨、髌韧带、膝眼、胫骨前嵴等。

(7)足部:足背踝关节横纹,䠂长与趾长伸肌腱,足 2、3 跖骨结合,足 2、3 趾间纹头,趾甲角等。

3. 重点点出承泣、地仓、颊车、下关、头维、梁门、天枢、归来、伏兔、梁丘、足三里、上巨虚、下巨虚、丰隆、解溪、内庭、厉兑等穴在体表的位置。

(二)足阳明胃经腧穴(45 穴)

1. 头面部 共计 8 穴。取穴体位为坐位或仰卧位。

腧穴	定位	操作
承泣	在面部,眼球与眶下缘之间,瞳孔直下	以左手拇指向上轻推眼球,紧靠眼眶缘缓慢直刺 0.5~1.5 寸,不宜提插,以防刺破血管引起血肿。出针时按压针孔片刻,以防出血
四白	在面部,眶下孔处	直刺或向上斜刺 0.3~0.5 寸,不可深刺,以免伤及眼球,不可过度提插捻转
巨髎	在面部,瞳孔直下,平鼻翼下缘处,当鼻唇沟外侧	斜刺或平刺 0.3~0.5 寸
地仓	在面部,口角旁开 0.4 寸,上直对瞳孔	斜刺或平刺 0.5~0.8 寸;可向颊车穴透刺
大迎	在面部,下颌角前下 1.3 寸,咬肌附着部的前缘凹陷中,面动脉搏动处	避开动脉,斜刺或平刺 0.3~0.5 寸
颊车	在面部,下颌角前上方一横指(中指)处,当咀嚼时咬肌隆起,按之凹陷处	直刺 0.3~0.5 寸,或平刺 0.5~1 寸;可向地仓穴透刺
下关	在耳前方,颧弓下缘中央与下颌切迹之间凹陷中,闭口取穴	直刺 0.5~1 寸;留针时不可做张口动作,以免弯针、折针
头维	在头部,额角发际直上 0.5 寸,头正中线旁开 4.5 寸	平刺 0.5~1.0 寸

2. 躯干部 共计22个穴。取穴体位为仰卧位。

腧穴	定位	操作
人迎	在颈部，喉结旁，当胸锁乳突肌的前缘，颈总动脉搏动处	避开颈总动脉，直刺0.3~0.8寸
水突	在颈部，胸锁乳突肌的前缘，当人迎与气舍连线的中点	直刺0.3~0.8寸
气舍	在颈部，当锁骨内侧端的上缘，胸锁乳突肌的胸骨头与锁骨头之间	直刺0.3~0.5寸；本经气舍至乳根诸穴深部有大动脉及肺、肝等重要脏器，不可深刺
缺盆	在锁骨上窝中央，前正中线旁开4寸	直刺或斜刺0.3~0.5寸
气户	在胸部，当锁骨中点下缘，前正中线旁开4寸	斜刺或平刺0.5~0.8寸
库房	在胸部，当第1肋间隙，前正中线旁开4寸	
屋翳	在胸部，当第2肋间隙，前正中线旁开4寸	
膺窗	在胸部，当第3肋间隙，前正中线旁开4寸	
乳中	在胸部，乳头中央，前正中线旁开4寸	本穴不宜针刺；可温和灸或电极刺激
乳根	在胸部，第5肋间隙，前正中线旁开4寸	斜刺或平刺0.5~0.8寸
不容	在上腹部，脐中上6寸，前正中线旁开2寸	直刺0.5~0.8寸；过饱者禁针，肝大者右侧慎针或禁针，不宜做大幅度提插
承满	在上腹部，当脐中上5寸，距前正中线2寸	直刺0.8~1.0寸；过饱者禁针，肝大者右侧慎针或禁针，不宜做大幅度提插
梁门	在上腹部，脐中上4寸，前正中线旁开2寸	直刺0.8~1.2寸；过饱者禁针，肝大者右侧慎针或禁针，不宜做大幅度提插
关门	在上腹部，当脐中上3寸，前正中线旁开2寸	直刺0.8~1.2寸
太乙	在上腹部，当脐中上2寸，前正中线旁开2寸	
滑肉门	在上腹部，当脐中上1寸，前正中线旁开2寸	
天枢	在腹部，横平脐中，前正中线旁开2寸	
外陵	在下腹部，当脐中下1寸，前正中线旁开2寸	直刺1.0~1.5寸
大巨	在下腹部，当脐中下2寸，前正中线旁开2寸	
水道	在下腹部，当脐中下3寸，前正中线旁开2寸	
归来	在下腹部，当脐中下4寸，前正中线旁开2寸	
气冲	在腹股沟区，耻骨联合上缘，脐中下5寸，前正中线旁开2寸，动脉搏动处	直刺0.5~1.0寸

3. 下肢部 共计 15 穴。取穴体位为坐位或仰卧位。

腧穴	定位	操作
髀关	在股前区，股直肌近端、缝匠肌与阔筋膜张肌 3 条肌肉之间凹陷中	直刺 1.0~2.0 寸
伏兔	在股前区，髌底上 6 寸，髂前上棘与髌底外侧端的连线上	
阴市	在股前区，髌底上 3 寸，股直肌肌腱外侧缘	直刺 1.0~1.5 寸
梁丘	在股前区，髌底上 2 寸，股外侧肌与股直肌肌腱之间	
犊鼻	在膝前区，髌韧带外侧凹陷中	向后内斜刺 0.5~1.0 寸
足三里	在小腿外侧，犊鼻下 3 寸，距胫骨前缘 1 横指（中指）处	直刺 1.0~2.0 寸；强壮保健常用温灸法
上巨虚	在小腿外侧，犊鼻下 6 寸，距胫骨前缘 1 横指（中指）处	直刺 1~2 寸
条口	在小腿外侧，犊鼻下 8 寸，距胫骨前缘 1 横指（中指）处	直刺 1~1.5 寸
下巨虚	在小腿外侧，犊鼻下 9 寸，距胫骨前缘 1 横指（中指）处	
丰隆	在小腿外侧，外踝尖上 8 寸，胫骨前肌的外缘，距胫骨前缘 2 横指（中指）处	
解溪	在踝区，踝关节前面中央凹陷处，踇长伸肌腱与趾长伸肌腱之间	直刺 0.5~1 寸
冲阳	在足背最高处，第 2 跖骨基底部与中间楔状骨关节处，足背动脉搏动处	避开动脉，直刺 0.3~0.5 寸
陷谷	在足背，当第 2、3 跖骨结合部前方凹陷处。	直刺或斜刺 0.3~0.5 寸
内庭	在足背，第 2、3 趾间，趾蹼缘后方赤白肉际处	直刺或斜刺 0.5~0.8 寸
厉兑	在足趾，第 2 趾末节外侧，趾甲根角侧后方 0.1 寸	浅刺 0.1 寸

二、足少阳胆经

（一）本经概况

1. 循行

（1）足少阳经脉由 1 条主脉和 3 条支脉构成。经脉走向：从头走足。

1）主脉：起于目外眦→头角→耳后→颈→肩→缺盆→胸中→膈→肝→胆→少腹→股骨大转子→下肢外侧中间→外踝前下方→足背外侧→止于足第 4 趾末端。

2）支脉：从耳后→耳中→耳前→目外眦后。

3）支脉：从目外眦→大迎→目下䪼部→颊车→颈→合于缺盆。

4）支脉：从足背上→大趾、次趾间→大趾端→接足厥阴肝经。

（2）联系脏腑组织器官：胆，肝，耳，目；心，咽，目系（经别）。

2. 取穴时应掌握的主要解剖标志

（1）头面部：目外眦，眶骨，鬓角发际后缘，屏间切迹，颧弓，下颌骨髁状突，耳尖，耳根后缘，乳突，枕外隆突，枕骨等。

（2）颈肩部：第 7 颈椎棘突，斜方肌，胸锁乳突肌，肩峰等。

(3)胸腹部:腋中线,乳头,第4~7肋间隙,第11、12肋游离端,脐等。

(4)髋臀部:髂前上棘,股骨大转子,骶管裂孔等。

(5)股膝部:股外侧肌,股二头肌,股骨外上髁,腘横纹等。

(6)小腿部:腓骨头,腓骨前、后缘等。

(7)足踝部:外踝尖,趾长伸肌腱,第4、5跖骨结合部,第4、5跖趾关节,第5趾长伸肌腱,趾蹼缘,趾甲根角等。

3. 重点点出瞳子髎、听会、阳白、头临泣、风池、肩井、日月、环跳等穴在体表的位置。

(二)足少阳胆经腧穴(44穴)

1. 头面部 共计20穴。取穴体位为端坐位或仰卧位。

腧穴	定位	操作
瞳子髎	在面部,眼外角外侧0.5寸凹陷中	平刺0.3~0.5寸;或点刺出血
听会	在面部,耳屏间切际与下颌骨髁状突后缘,张口的凹陷中	微张口,直刺0.5~0.8寸;可灸
上关	在面部,颧弓上缘中央凹陷中,张口取穴	直刺0.3~0.5寸;可灸
颔厌	在头部,当头维与曲鬓弧形连线的上1/4与下3/4交点处	平刺0.5~0.8寸;可灸
悬颅	在头部,当头维与曲鬓弧形连线的中点处	
悬厘	在头部,当头维与曲鬓弧形连线的上3/4与下1/4的交点处	
曲鬓	在头部,当耳前鬓角发际后缘的垂线与耳尖水平线的交点处	
率谷	在头部,耳尖直上入发际1.5寸	
天冲	在头部,当耳根后缘直上入发际2寸	
浮白	在头部,天冲与完骨弧形连线的上1/3与下2/3交点处	
头窍阴	在头部,天冲穴与完骨穴弧形连线的上2/3与下1/3交点处	
完骨	在头部,耳后乳突的后下方凹陷处	
本神	在头部,前发际上0.5寸,头正中线旁开3寸	
阳白	在头部,瞳孔直上,眉上1寸	
头临泣	在头部,目正视瞳孔直上,入前发际0.5寸,神庭穴与头维穴连线的中点处	
目窗	在头部,前发际上1.5寸,瞳孔直上	
正营	在头部,前发际上2.5寸,瞳孔直上	
承灵	在头部,前发际上4寸,瞳孔直上	
脑空	在头部,横平枕外隆凸上缘,风池直上	
风池	在颈后区,枕骨之下,胸锁乳突肌上端与斜方肌上端之间的凹陷中	针尖微向下,向鼻尖斜刺0.8~1.2寸,或平刺透风府穴;可灸。注意深部中间为延髓,必须严格掌握针刺的角度和深度

2. 躯干部 共计 6 穴。取穴体位为端坐位或仰卧位。

腧穴	定位	操作
肩井	在肩胛区，第 7 颈椎棘突与肩峰最外侧点连线的中点	直刺 0.5~0.8 寸；可灸。注意内有肺尖，不可深刺；孕妇禁针
渊腋	在侧胸部，当第 4 肋间隙中，腋中线上，腋下 3 寸	斜刺或平刺 0.5~0.8 寸；不可深刺，以免伤及脏器
辄筋	在侧胸部，当第 4 肋间隙中，渊腋前 1 寸	斜刺或平刺 0.5~0.8 寸；可灸。
日月	在胸部，第 7 肋间隙中，前正中线旁开 4 寸	不可深刺，以免伤及脏器
京门	在上腹部，当第 12 肋骨游离端的下方	直刺 0.5~1 寸；可灸
带脉	在侧腹部，当第 11 肋骨游离端垂线与脐水平线的交点处	直刺 1~1.5 寸；可灸

3. 下肢部 共计 18 穴。取穴体位为端坐位或卧位。

腧穴	定位	操作
五枢	在下腹部，当髂前上棘的前方，横平脐下 3 寸处	直刺 1~1.5 寸；可灸
维道	在下腹部，当髂前上棘内下 0.5 寸处，即五枢穴前下 0.5 寸	直刺或向前下方斜刺 1~1.5 寸；可灸
居髎	在臀部，当髂前上棘与股骨大转子最凸点连线的中点处	直刺 1~1.5 寸；可灸
环跳	在臀区，股骨大转子最凸点与骶管裂孔连线的外 1/3 与内 2/3 交点处	直刺 2~3 寸；可灸
风市	在股部，直立垂手，掌心贴于大腿时，中指尖所指凹陷中，髂胫束后缘	直刺 1~1.5 寸；可灸
中渎	在股部，当风市下 2 寸，或腘横纹上 5 寸，髂胫束后缘	
膝阳关	在膝部，股骨外上髁后上缘，股二头肌腱与髂胫束之间的凹陷中	
阳陵泉	在小腿外侧，腓骨头前下方凹陷中	
阳交	在小腿外侧，外踝尖上 7 寸，腓骨的后缘	直刺 0.5~0.8 寸；可灸
外丘	在小腿外侧，外踝尖上 7 寸，腓骨的前缘	
光明	在小腿外侧，外踝尖上 5 寸，腓骨的前缘	
阳辅	在小腿外侧，当外踝尖上 4 寸，腓骨前缘	
悬钟	在小腿外侧，外踝尖上 3 寸，腓骨的前缘	
丘墟	在踝区，外踝的前下方，趾长伸肌腱的外侧凹陷中	
足临泣	在足背，第 4、5 跖骨底结合部的前方，第 5 趾长伸肌腱外侧凹陷中	
地五会	在足背，当第 4、5 跖骨间，第 4 跖趾关节后方，小趾伸肌腱的内侧缘	直刺 0.3~0.5 寸；可灸
侠溪	在足背，当第 4、5 趾间，趾蹼缘后方赤白肉际处	
足窍阴	在足趾，第 4 趾末节外侧，趾甲根角侧后方 0.1 寸	浅刺 0.1~0.2 寸；或点刺出血；可灸

三、足太阳膀胱经

（一）本经概况

1. 循行

（1）足太阳经脉由 1 条主脉和 3 条支脉构成。

1）主脉：起于目内眦→额→交巅→络脑→下项→沿肩胛骨内侧的背部第一侧线→腰中→肾→膀胱。

2）支脉 1：从巅别出→耳上角。

3）支脉 2：从腰别出→夹脊→臀→沿大腿后正中线下行→腘窝。

4）支脉 3：从肩胛骨内侧背部第二侧线→髋关节→沿大腿后正中线下行→与前一支脉会合于腘窝→沿小腿后正中线下行→外踝之后→沿小趾外侧止于小趾末端→接足少阴肾经。

（2）联系的脏腑组织器官：膀胱、肾；目、鼻、脑。

2. 取穴时应掌握的主要解剖标志

（1）手部：头正中线、前后发际、目内眦、眉头、枕外隆凸、斜方肌。

（2）背腰部：第 7 颈椎棘突、肩胛冈内侧端、肩胛骨下角、肩胛骨内缘、胸椎棘突、腰椎棘突、髂嵴高点、髂后上棘、骶后孔、尾骨等。

（3）大腿部：臀横纹、腘横纹、股二头肌腱、半腱肌等。

（4）小腿部：腓肠肌肌腹等。

（5）足部：外踝、跟腱、跟骨、骰骨、第 5 跖骨粗隆、第 5 跖趾关节、趾蹼缘、赤白肉际、趾甲角等。

3. 重点点出睛明、攒竹、天柱、大杼、风门、肺俞、心俞、膈俞、肝俞、胆俞、脾俞、胃俞、肾俞、大肠俞、膀胱俞、次髎、委阳、委中、膏肓、志室、秩边、承山、昆仑、申脉、束骨、至阴等穴在体表的位置。

（二）足太阳膀胱经腧穴（67 穴）

1. 头面部 共计 9 个穴。取穴体位为坐位。

腧穴	定位	操作
睛明	在面部，目内眦角稍上方凹陷处	嘱患者闭目，医者左手轻推眼球向外侧固定，右手缓慢进针，紧靠眶缘直刺 0.5~1 寸。遇到阻力时，不宜强行进针，应改变进针方向或者退针。不捻转，不提插（只轻微地捻转和提插）。出针后按压针孔片刻，以防出血。针具宜细，消毒宜严。禁灸
攒竹	在面部，当眉头凹陷中，眶上切迹处	可向眉中或向眼眶内缘平刺或斜刺 0.5~0.8 寸，或直刺 0.2~0.3 寸；禁灸
眉冲	在头部，当攒竹直上入发际 0.5 寸，神庭与曲差连线之间	平刺 0.3~0.5 寸
曲差	在头部，当前发际正中直上 0.5 寸，旁开 1.5 寸，即神庭与头维连线的内 1/3 与中 1/3 交点	

续表

腧穴	定位	操作
五处	在头部,当前发际正中直上 1 寸,旁开 1.5 寸	平刺 0.5~0.8 寸
承光	在头部,当前发际正中直上 2.5 寸,旁开 1.5 寸	平刺 0.3~0.5 寸
通天	在头部,当前发际正中直上 4 寸,旁开 1.5 寸	
络却	在头部,当前发际正中直上 5.5 寸,旁开 1.5 寸	
玉枕	在后头部,当后发际正中直上 2.5 寸,旁开 1.3 寸平枕外隆凸上缘的凹陷处	

2. 颈项部　共计 1 穴。取穴体位为正坐位、俯伏坐位或俯卧位。

腧穴	定位	操作
天柱	在项部,大筋(斜方肌)外缘之后发际凹陷中,约当后发际正中旁开 1.3 寸	直刺或斜刺 0.5~0.8 寸,不可向内上方深刺,以免伤及延髓

3. 背部 1 线　共计 11 穴。取穴体位为俯卧位。

腧穴	定位	操作
大杼	在背部,当第 1 胸椎棘突下,旁开 1.5 寸	斜刺 0.5~0.8 寸;本经背部诸穴,不宜深刺,以免伤及内部重要脏器
风门	在背部,当第 2 胸椎棘突下,旁开 1.5 寸	斜刺 0.5~0.8 寸;热证宜点刺放血
肺俞	在背部,当第 3 胸椎棘突下,旁开 1.5 寸	
厥阴俞	在背部,当第 4 胸椎棘突下,旁开 1.5 寸	斜刺 0.5~0.8 寸
心俞	在背部,当第 5 胸椎棘突下,旁开 1.5 寸	
督俞	在背部,当第 6 胸椎棘突下,旁开 1.5 寸	
膈俞	在背部,当第 7 胸椎棘突下,旁开 1.5 寸	
肝俞	在背部,当第 9 胸椎棘突下,旁开 1.5 寸	
胆俞	在背部,当第 10 胸椎棘突下,旁开 1.5 寸	
脾俞	在背部,当第 11 胸椎棘突下,旁开 1.5 寸	
胃俞	在背部,当第 12 胸椎棘突下,旁开 1.5 寸	

4. 腰部　共计 5 穴。取穴体位为俯卧位。

腧穴	定位	操作
三焦俞	在腰部,当第 1 腰椎棘突下,旁开 1.5 寸	直刺 0.5~1.2 寸
肾俞	在腰部,当第 2 腰椎棘突下,旁开 1.5 寸	直刺 0.5~1 寸
气海俞	在腰部,当第 3 腰椎棘突下,旁开 1.5 寸	
大肠俞	在腰部,当第 4 腰椎棘突下,旁开 1.5 寸	直刺 0.8~1.2 寸
关元俞	在腰部,当第 5 腰椎棘突下,旁开 1.5 寸	

5. **骶部** 计9个穴。取穴体位为俯卧位。

腧穴	定位	操作
小肠俞	在骶部,当骶正中嵴旁1.5寸,平第1骶后孔	直刺或斜刺0.8~1.2寸
膀胱俞	在骶部,当骶正中嵴旁1.5寸,平第2骶后孔	
中膂俞	在骶部,当骶正中嵴旁1.5寸,平第3骶后孔	直刺1~1.5寸
白环俞	在骶部,当骶正中嵴旁1.5寸,平第4骶后孔	
上髎	在骶部,当髂后上棘与中线之间,适对第1骶后孔处	
次髎	在骶部,当髂后上棘内下方,适对第2骶后孔处	
中髎	在骶部,当次髎下内方,适对第3骶后孔处	
下髎	在骶部,当中髎下内方,适对第4骶后孔处	
会阳	在骶部,尾骨端旁开0.5寸	

6. **下肢大腿后部** 共计5穴。取穴体位为俯卧或侧卧位。

腧穴	定位	操作
承扶	在大腿后面,臀下横纹的中点	直刺1~2寸
殷门	在大腿后面,当承扶与委中的连线上,承扶下6寸	
浮郄	在腘横纹外侧端,委阳上1寸,股二头肌腱的内侧	
委阳	在腘横纹外侧端,当股二头肌腱的内侧	直刺1~1.5寸
委中	在腘横纹中点,当股二头肌腱与半腱肌肌腱的中间	直刺1~1.5寸,或用三棱针点刺腘静脉出血。针刺不宜过快、过强、过深,以免损伤血管和神经

7. **膀胱经2线** 共计14穴。取穴体位为俯卧位。

腧穴	定位	操作
附分	在背部,当第2胸椎棘突下,旁开3寸	斜刺0.5~0.8寸
魄户	在背部,当第3胸椎棘突下,旁开3寸	
膏肓	在背部,当第4胸椎棘突下,旁开3寸	斜刺0.5~0.8寸;此穴多用灸法,每次7~15壮,或温灸15~30分钟
神堂	在背部,当第5胸椎棘突下,旁开3寸	斜刺0.5~0.8寸
譩譆	在背部,当第6胸椎棘突下,旁开3寸	
膈关	在背部,当第7胸椎棘突下,旁开3寸	
魂门	在背部,当第9胸椎棘突下,旁开3寸	
阳纲	在背部,当第10胸椎棘突下,旁开3寸	
意舍	在背部,当第11胸椎棘突下,旁开3寸	

续表

腧穴	定位	操作
胃仓	在背部,当第12胸椎棘突下,旁开3寸	斜刺0.5~0.8寸
肓门	在腰部,当第1腰椎棘突下,旁开3寸	
志室	在腰部,当第2腰椎棘突下,旁开3寸	
胞肓	在臀部,平第2骶后孔,骶正中嵴旁开3寸	直刺1~1.5寸
秩边	在臀部,平第4骶后孔,骶正中嵴旁开3寸	直刺1.5~2寸

8. **下肢小腿部** 共计5穴。取穴体位为俯卧位或侧卧位。

腧穴	定位	操作
合阳	在小腿后面,当委中与承山的连线上,委中下2寸	直刺1~2寸
承筋	在小腿后面,当委中与承山的连线上,腓肠肌肌腹中央,委中下5寸	直刺1~1.5寸
承山	在小腿后面正中,委中与昆仑之间,当伸直小腿或足跟上提时腓肠肌肌腹下出现尖角凹陷处	直刺1~2寸;不宜做过强的刺激,以免引起腓肠肌痉挛
飞扬	在小腿后面,外踝后,昆仑直上七寸,承山穴外下方1寸处	直刺1~1.5寸
跗阳	在小腿后面,外踝后,昆仑穴直上3寸	直刺0.8~1.2寸

9. **足部** 共计8穴。取穴体位为仰卧位或侧卧位。

腧穴	定位	操作
昆仑	在足部外踝后方,当外踝尖与跟腱之间的凹陷处	直刺0.5~0.8寸;孕妇禁用,经期慎用
仆参	在足外侧部,外踝后下方,昆仑直下,跟骨外侧,赤白肉际处	直刺0.3~0.5寸
申脉	在足外侧部,外踝直下方凹陷中	
金门	在足外侧部,当外踝前缘直下,骰骨下缘处	
京骨	在足外侧部,第5跖骨粗隆下方,赤白肉际处	
束骨	在足外侧,足小趾本节(第5跖趾关节)的后方,赤白肉际处	
足通谷	在足外侧,足小趾本节(第5跖趾关节)的前方,赤白肉际处	直刺0.2~0.3寸
至阴	在足小趾末节外侧,距趾甲角0.1寸	浅刺0.1寸;胎位不正用灸法

实训六 任脉、督脉及其主要腧穴

【实训目的及意义】

1. **掌握** 任督二脉用于取穴的骨度分寸和定位标志,以及常用腧穴的定位及取穴和操作方法。
2. **熟悉** 任督二脉的循行路线。
3. **了解** 任督二脉一般经穴的定位及取穴和操作方法。

【实训材料及对象】

操作者:实训学生。

操作对象:模特学生。

物品:实训床、点穴笔。

【实训步骤】

1. **选择合适的体位** 模特学生按照实训学生的要求采取坐位或卧位姿势。

2. **指出常用的体表解剖标志** 实训学生在模特学生身体上指出常用于取穴的体表解剖标志和人体头面部、颈部、胸腹部和腰背骶部常用于取穴的骨度折量寸数。

3. **画经点穴** 根据任脉和督脉的循行方向,从起始穴到终止穴,将本经所有腧穴连点成线,在人体上准确画出本经的体表循行线。

4. **分组点穴练习** 学生分成若干小组,分别在模特体表标出常用腧穴的具体位置。

【注意事项】

1. 取穴时,应以骨度折量定位法为基础,指寸定位法仅作为参照,并结合一些简便的解剖标志,以确定腧穴的标准位置。

2. 模特学生一般身穿背心和短裤,练习时注意按男女生性别分组。

【思考题】

1. 任脉和督脉的循行路线如何?

2. 任脉和督脉各有哪些腧穴?

一、任 脉

(一)本经概况

1. 循行

(1)任脉主要由1条主脉构成。

主脉:起于胞中→出会阴→上毛际→入少腹→经关元→至咽喉→上面→入目。

(2)联系脏腑组织器官:胞宫,咽喉,目。

2. 取穴时应掌握的主要解剖标志

(1)腹部:耻骨联合,脐等。

(2)胸部:胸剑联合,胸骨角,胸骨柄,胸骨上窝,第1~4肋间隙,乳头等。

(3)颈、面部:喉结,舌骨体,颏唇沟等。

3. 重点点出中极、关元、气海、神阙、下脘、中脘、膻中、天突、廉泉、承浆等穴在体表的位置。

(二)任脉腧穴(24穴)

1. 会阴部 共计1穴。取穴体位为膝胸位或侧卧位。

腧穴	定位	操作
会阴	在会阴区,男性当阴囊根部与肛门连线的中点;女性当大阴唇后联合与肛门连线的中点	直刺0.5~1寸;可灸。孕妇慎用

2. **下腹部** 计6穴。取穴体位为仰卧位。

腧穴	定位	操作
曲骨	在下腹部,前正中线上,脐下5寸,耻骨联合上缘中点处	直刺1~1.5寸;可灸。排尿后针刺,孕妇慎用
中极	在下腹部,前正中线上,脐下4寸	
关元	在下腹部,前正中线上,脐下3寸	直刺1~1.5寸;可灸。孕妇慎用
石门	在下腹部,前正中线上,脐下2寸	
气海	在下腹部,前正中线上,脐下1.5寸	
阴交	在下腹部,前正中线上,脐下1寸	

3. **脐部** 共计1穴。取穴体位为仰卧位。

腧穴	定位	操作
神阙	在脐区,脐中央	一般不针刺;多用艾炷隔盐灸法

4. **上腹部** 共计7穴。取穴体位为仰卧位。

腧穴	定位	操作
水分	在上腹部,前正中线上,脐上1寸	直刺1~1.5寸;水病多用灸法
下脘	在上腹部,前正中线上,脐上2寸	直刺1~1.5寸;可灸
建里	在上腹部,前正中线上,脐上3寸	
中脘	在上腹部,前正中线上,脐上4寸	
上脘	在上腹部,前正中线上,脐上5寸	
巨阙	在上腹部,前正中线上,脐上6寸	直刺0.3~0.6寸;不可深刺,以免伤及肝脏;可灸
鸠尾	在上腹部,前正中线上,脐上7寸,或剑突下,胸剑联合下1寸	直刺0.3~0.6寸;可灸

5. **胸部** 共计6穴。取穴体位为仰卧位或正坐位。

腧穴	定位	操作
中庭	在胸部,前正中线上,胸剑联合中点处	直刺0.3~0.5寸;可灸
膻中	在胸部,前正中线上,平第4肋间	直刺0.3~0.5寸;或平刺;可灸
玉堂	在胸部,前正中线上,平第3肋间	直刺0.3~0.5寸;可灸
紫宫	在胸部,前正中线上,平第2肋间	
华盖	在胸部,前正中线上,平第1肋间	
璇玑	在胸部,前正中线上,胸骨上窝下1寸	

6. **颈部** 共计2穴。取穴体位为正坐仰靠位。

腧穴	定位	操作
天突	在颈前区，前正中线上，胸骨上窝中央	先直刺 0.2~0.3 寸，当针尖超过胸骨柄内缘后，针尖向下紧靠胸骨柄后缘、气管前缘缓慢向下刺入 0.5~1 寸
廉泉	在颈前区，前正中线上，喉结上方，舌骨上缘凹陷处	针尖向舌根斜刺 0.5~0.8 寸；可灸

7. 面部 共计 1 穴。取穴体位为正坐仰靠位。

腧穴	定位	操作
承浆	在面部，颏唇沟的正中凹陷处	斜刺 0.3~0.5 寸；可灸

二、督 脉

（一）本经概况

1. 循行

（1）督脉主要由 1 条主脉构成。

主脉：起于少腹→出会阴→经尾骨尖下→后背脊柱中→至风府→入属于脑→上巅→循额→下至鼻柱→止于上唇内。

（2）联系脏腑组织器官：胞宫，脑，鼻。

2. 取穴时应掌握的主要解剖标志

（1）腰背骶部：尾骨，骶管裂孔，髂嵴高点，各脊椎棘突，肩胛骨下角，肩胛冈等。

（2）头项部：枕骨粗隆，前、后发际，斜方肌等。

（3）面部：人中沟、上唇系带等。

3. 重点点出长强、腰阳关、命门、至阳、大椎、哑门、风府、百会、上星等穴在体表的位置。

（二）督脉腧穴（29 穴）

1. 尾骶部 共计 1 穴。取穴体位为俯卧位或胸膝位。

腧穴	定位	操作
长强	在会阴区，尾骨下方，尾骨端与肛门连线的中点处	斜刺，针尖向上与骶骨平行刺入0.5~1 寸；不得刺穿直肠，以防感染；可灸

2. 腰背部 共计 13 穴。取穴体位为俯卧位。

腧穴	定位	操作
腰俞	在骶区，后正中线上，正对骶管裂孔	向上斜刺 0.5~1 寸；可灸
腰阳关	在脊柱区，后正中线上，第 4 腰椎棘突下凹陷中	
命门	在脊柱区，后正中线上，第 2 腰椎棘突下凹陷中	
悬枢	在脊柱区，后正中线上，第 1 腰椎棘突下凹陷中	
脊中	在脊柱区，后正中线上，第 11 胸椎棘突下凹陷中	

续表

腧穴	定位	操作
中枢	在脊柱区,后正中线上,第10胸椎棘突下凹陷中	向上斜刺0.5~1寸;可灸
筋缩	在脊柱区,后正中线上,第9胸椎棘突下凹陷中	
至阳	在脊柱区,后正中线上,第7胸椎棘突下凹陷中	
灵台	在脊柱区,后正中线上,第6胸椎棘突下凹陷中	
神道	在脊柱区,后正中线上,第5胸椎棘突下凹陷中	
身柱	在脊柱区,后正中线上,第3胸椎棘突下凹陷中	
陶道	在脊柱区,后正中线上,第1胸椎棘突下凹陷中	
大椎	在脊柱区,后正中线上,第7颈椎棘突下凹陷中	

3. 头颈部 共计10穴。取穴体位为正坐位或俯伏坐位。

腧穴	定位	操作
哑门	在颈后区,后发际正中直上0.5寸,第2颈椎棘突上际凹陷中	正坐位,头微前倾,项部放松,向下颌方向缓慢刺入0.5~1寸;不可向上深刺,以免刺入枕骨大孔,伤及延髓;可灸
风府	在颈后区,后发际正中直上1寸,枕外隆凸直下,两侧斜方肌之间凹陷中	
脑户	在头部,枕外隆凸上缘凹陷处。后发际正中直上2.5寸,风府穴上1.5寸	平刺0.5~0.8寸;可灸
强间	在头部,后发际正中直上4寸(脑户上1.5寸)	
后顶	在头部,后发际正中直上5.5寸(脑户上3寸)	
百会	在头部,前发际正中直上5寸	平刺0.5~0.8寸;可灸。升阳举陷用灸法
前顶	在头部,前发际正中直上3.5寸(百会前1.5寸)	平刺0.5~0.8寸;可灸
囟会	在头部,前发际正中直上2寸(百会前3寸)	
上星	在头部,前发际正中直上1寸	
神庭	在头部,前发际正中直上0.5寸	

4. 面部 共计5穴。取穴体位为正坐位或仰卧位。

腧穴	定位	操作
印堂	在额部,两眉头之中间凹陷处	提捏进针,从上向下平刺0.3~0.5寸;或向左、右透刺攒竹、睛明等,深0.5~1寸
素髎	在面部,鼻尖正中	向上斜刺0.3~0.5寸;或点刺出血。急救穴
水沟	在面部,人中沟上1/3与下2/3交点处	向上斜刺0.3~0.5寸,强刺激;或指甲掐按。急救穴

续表

腧穴	定位	操作
兑端	在面部,上唇尖端,人中沟下端皮肤与唇的移行部	向上斜刺 0.2~0.3 寸
龈交	在上唇内,上唇系带与上齿龈的交点	向上斜刺 0.2~0.3 寸;或点刺出血

实训七　常用经外奇穴

【实训目的及意义】

1. **掌握**　经外奇穴常用腧穴的定位及取穴和操作方法。

2. **了解**　经外奇穴一般经穴的定位及取穴和操作方法。

【实训材料及对象】

操作者:实训学生。

操作对象:模特学生。

物品:实训床、点穴笔。

【实训步骤】

1. **选择合适的体位**　模特学生按照实训学生的要求采取坐位或卧位姿势。

2. **指出常用的体表解剖标志**　实训学生在模特学生身体上指出常用于取穴的体表解剖标志和人体各部位常用于取穴的骨度折量寸数。

3. **分组点穴练习**　重点点出太阳、翳明、夹脊、腰眼、八邪、四缝、十宣、膝眼、胆囊、阑尾、八风等穴在体表的位置。

【注意事项】

1. 取穴时,应以骨度折量定位法为基础,指寸定位法仅作为参照,并结合一些简便的解剖标志,以确定腧穴的标准位置。

2. 模特学生一般身穿背心和短裤,练习时注意按男女生性别分组。

【思考题】

1. 太阳、翳明、夹脊、腰眼等穴在体表的位置?

2. 八邪、四缝、十宣、膝眼、胆囊、阑尾、八风等穴在体表的位置?

经外奇穴(43 穴)

1. **头颈部**　共计 14 穴。取穴体位为端坐位或仰卧位或俯卧位。

腧穴	定位	操作
四神聪	在头部,百会前后左右各 1 寸,共 4 穴	平刺 0.5~0.8 寸;可灸
鱼腰	在面上额部,瞳孔直上,眉毛中	平刺 0.5~0.8 寸;禁灸

续表

腧穴	定位	操作
太阳	在头部，眉梢与目外眦之间，先后约一横指的凹陷中	直刺或斜刺 0.3~0.5 寸；或点刺出血；可灸
耳尖	在耳区，外耳轮的最高点	直刺 0.1~0.2 寸；或点刺出血；可灸
球后	在面部，当眶下缘外 1/4 与内 3/4 交界处	直刺，嘱病人眼向上看，固定眼球，或医者轻推眼球向上，针尖沿眶下缘略向内上方朝视神经方向缓慢刺入0.5~0.8 寸，不可提插捻转，退针后压迫局部2~3分钟，以防出血；禁灸
上迎香	在面部，当鼻翼软骨与鼻甲的交界处，近鼻唇沟上端处	向内上方斜刺 0.3~0.5 寸；可灸
内迎香	在鼻孔内，当鼻翼软骨与鼻甲交界的黏膜处	点刺出血；有出血体质者忌用
金津	在口腔内，舌下系带静脉上，左侧取穴	点刺出血
玉液	在口腔内，舌下系带静脉上，右侧取穴	点刺出血
夹承浆	在面部，原承浆穴左右各旁开 1 寸	斜刺或平刺 0.3~0.5 寸；可灸
牵正	在面颊部，耳垂前 0.5~1 寸的压痛处	向前斜刺 0.5~0.8 寸；可灸
翳明	在颈部，当翳风后 1 寸	直刺 0.5~1 寸；可灸
颈百劳	在颈部，当第 7 颈椎棘突下（大椎穴）直上 2 寸，后正中线旁开 1 寸	直刺 0.5~1 寸；可灸
安眠	在颈部，当翳风与风池连线的中点处	直刺 0.8~1.2 寸；可灸

2. 躯干部 共计 10 穴。取穴体位为俯卧位或仰卧位。

腧穴	定位	操作
定喘	在脊柱区，横平第 7 颈椎棘突下，后正中线旁开 0.5 寸	直刺 0.5~0.8 寸；可灸
夹脊	在脊柱区，第 1 胸椎~第 5 腰椎棘突下两侧，后正中线旁开 0.5 寸，一侧 17 穴	直刺 0.3~0.5 寸；或用梅花针叩刺；可灸
胃脘下俞	在背部，第 8 胸椎棘突下，后正中线旁开 1.5 寸	向内斜刺 0.3~0.5 寸；可灸
痞根	在腰部，第 1 腰椎棘突下，后正中线旁开 3.5 寸凹陷中	直刺 0.5~1 寸；可灸
腰眼	在腰部，第 4 腰椎棘突下，后正中线旁开约 3.5 寸凹陷中	直刺 1~1.5 寸；可灸
十七椎	在腰部，第 5 腰椎棘突下凹陷中	直刺 1~1.5 寸；可灸
腰奇	在骶部，尾骨端直上 2 寸，骶角之间凹陷中	向上平刺 1~1.5 寸；可灸
子宫	在下腹部，当脐下 4 寸，前正中线旁开 3 寸	直刺 0.8~1.2 寸；可灸
三角灸	在下腹部，以患者两口角之间的长度为一边，作等边三角形，将顶角置于患者脐中心，底边呈水平线，两底角处取穴	艾炷灸 5~7 壮
肩前	在肩前区，腋前皱襞顶端与肩髃连线的中点	直刺 1~1.5 寸

3. 上肢部 共计10穴。取穴体位为端坐。

腧穴	定位	操作
肘尖	在肘后区,屈肘,尺骨鹰嘴的尖端	不针;可灸
二白	在前臂掌侧,腕横纹上4寸,桡侧腕屈肌腱的两侧,一侧2穴	直刺0.5~0.8寸;可灸
中魁	在手指,中指背面,近侧指间关节的中点处	一般用灸法
大骨空	在手指,拇指背面,近侧指间关节的中点处	
小骨空	在手指,小指背面,近侧指间关节的中点处	
腰痛点	在手背,第2、3掌骨间及第4、5掌骨间,腕背侧远端横纹与掌指关节的中点处,一手2穴	直刺0.3~0.5寸;或由两侧向掌中斜刺0.5~0.8寸;可灸
外劳宫	在手背,第2、3掌骨间,掌指关节后0.5寸凹陷中	直刺0.5~0.8寸;可灸
八邪	在手背,第1~5指间,指蹼缘后方赤白肉际处,左右共8穴	向上斜刺0.5~0.8寸;或点刺出血
四缝	在手指,第2~5指掌面的近侧指间关节横纹的中央,一手4穴	直刺0.1~0.2寸;或三棱针挑破皮肤,挤出少量黄白色透明黏液或出血
十宣	在手指,十指尖端,距指甲游离缘0.1寸,左右共10穴	浅刺0.1~0.2寸;或点刺出血

4. 下肢部 共计9穴。取穴体位为端坐位或卧位。

腧穴	定位	操作
鹤顶	在膝前区,髌底中点的上方凹陷中	直刺0.8~1寸;可灸
百虫窝	在股前区,髌底内侧端上3寸,即血海上1寸	直刺1.5~2寸;可灸
膝眼	屈膝,在髌韧带两侧凹陷处,在内侧的称为内膝眼。在外侧的称为外膝眼	向膝中斜刺0.5~1寸;或对刺对侧针眼;可灸
胆囊	在小腿外侧,腓骨小头直下2寸	直刺1~1.5寸;可灸
阑尾	在小腿外侧,髌韧带外侧凹陷下5寸,胫骨前嵴外一横指	
内踝尖	在踝区,内踝的最凸起处	禁针;可灸
外踝尖	在踝区,外踝的最凸起处	
八风	在足背,第1~5趾间,趾蹼缘后方赤白肉际处,左右共8穴	斜刺0.5~0.8寸;或点刺出血;可灸
独阴	在足底,第2趾的跖侧远端趾间关节的中点	直刺0.1~0.2寸;孕妇禁用;可灸

（金荣疆 李文迅）

参考文献:

[1] 王忠华.传统康复方法学实训指导[M].北京:人民卫生出版社,2013.
[2] 梁繁荣,赵吉平.针灸学[M].2版.北京:人民卫生出版社,2012.
[3] 刘清国,胡玲.经络腧穴学[M].9版.北京:中国中医药出版社,2012.

第二章　针灸疗法

实训一　毫针刺法

【实训内容】

在学习毫针进针法及毫针刺法基本操作技术的基础上，通过在纸垫和棉团上及自身练针、互相练针，掌握正确的练针方法，提高指力，同时熟悉毫针刺法手法操作的动作要领，为临床上进行针刺实际操作打下坚实的基础。

【实训的目的及意义】

1. **掌握**　毫针进针法、行针法、留针法、出针法以及毫针补泻手法的操作技能。

2. **熟悉**　复式补泻手法的操作方法。

3. **了解**　针刺过程中可能出现的各种异常情况及其对症处理方法。

【实训材料及对象】

实训材料：各种规格的毫针、消毒棉球、75%乙醇、弯盘、镊子等，学生自备纸垫及棉团。

1. 纸垫练针法　选用1.0~1.5寸毫针，左手平执纸垫，右手拇、示指夹持针柄，使针尖垂直地抵在纸垫上，然后拇指与示指、中指前后交替地捻转针柄，同时向下施加压力，待毫针穿透纸垫后将针拔出，另换一处反复练习(图2-1-1)。要求做到：①持针稳固，不向下滑；②手臂悬空，没有依托；③针身垂直，不摇不弯；④进退轻巧，灵活自如。

2. 棉团练针法　左手持棉团，右手持针在棉团上按行针手法要求进行练习。

(1)捻转练习：将针刺入棉团内一定深度后，右手持针使针身在同一平面内来回转动，掌握捻转的角度大小，使来回捻转的角度尽量保持一致，频率快慢均匀，并注意练习捻转的速度(图2-1-2)。

(2)提插练习：将针刺入棉团内一定深度后，右手持针使针身沿纵轴做垂直运动，掌握提插的幅度大小，上下层次分明，频率快慢均匀，用力轻重一致。在此基础上，也可将提插与捻转动作配合练习。

在棉团上练针应注意：①捻转角度来回一致，操作频率快慢一致，保持动作协调；②提插要求针身垂直于棉团，深浅适宜，幅度均匀。

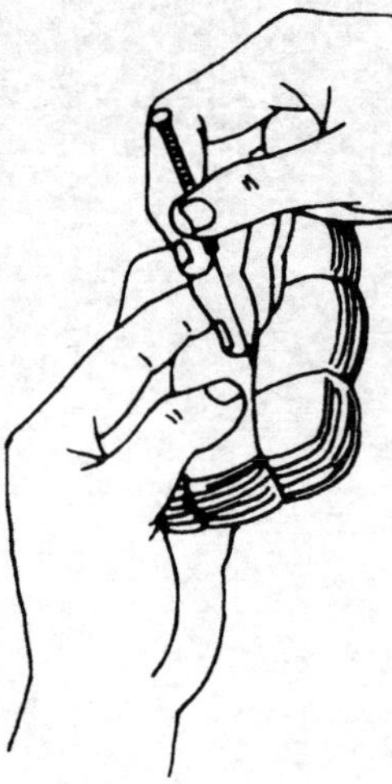

图 2-1-1 纸垫练针法

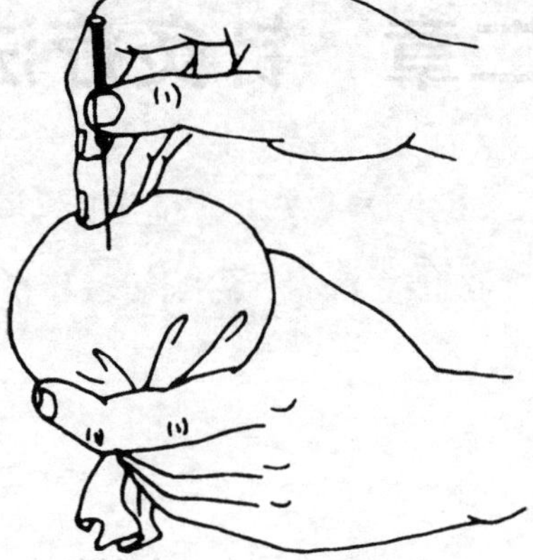

图 2-1-2 棉团练针法

3. 自身练针 同学在自己身体上进行试针练习，可以亲身体会指力的强弱、针刺的感觉、行针的手法等。自身练针时，要求持针稳固，逐渐做到进针时无痛或微痛，针身挺直不弯，刺入顺畅，提插捻转，行针自如，指力均匀，手法熟练；同时，仔细体会指力与进针、手法与得气的关系，以及持针手指的感觉和受刺部位的感觉。

4. 相互练习 在自身练习比较成熟的基础上，模拟临床实际，两人一组配对成组，交叉进行试针练习。要求从实际出发，按照毫针操作规范方法，相互交替练习，练习内容与"自身练针法"一致。学生分组练习时，教师按上述要求巡回辅导。

【实训步骤】

一、进 针 法

（一）单手进针法

1. 选择较短的毫针，如1~1.5寸毫针。

2. 取准穴位，用刺手的拇、示指持针，中指端紧靠穴位，指腹抵住针体下段。

3. 当拇、示指向下用力按压时，中指随之屈曲，将毫针刺入，直刺至所要求的深度。此法三指并用，在双穴同时进针时尤为适宜（图 2-1-3）。

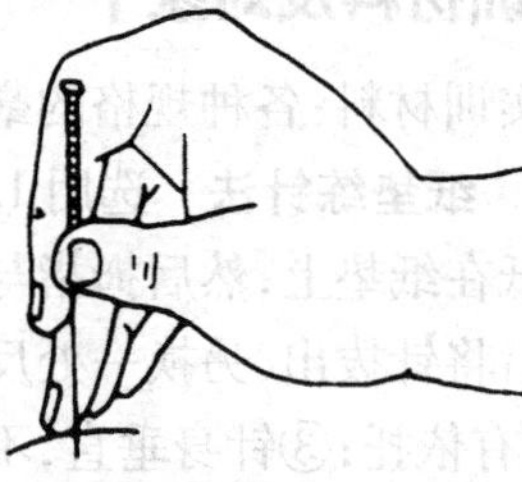

图 2-1-3 单手进针法

（二）双手进针法

即押手按压爪切，刺手持针刺入，双手配合进针的操作方法。

1. 爪切进针法

（1）选择1~1.5寸毫针。

（2）取合谷、曲池、足三里、阳陵泉等穴，以押手拇指或示指的指甲掐切固定所针腧穴皮肤。

（3）刺手持针，针尖紧靠押手指甲缘快速刺入穴位。注意押手指甲爪切方向与肢体经脉循行方向保持一致，爪切时用力要适当（图 2-1-4）。

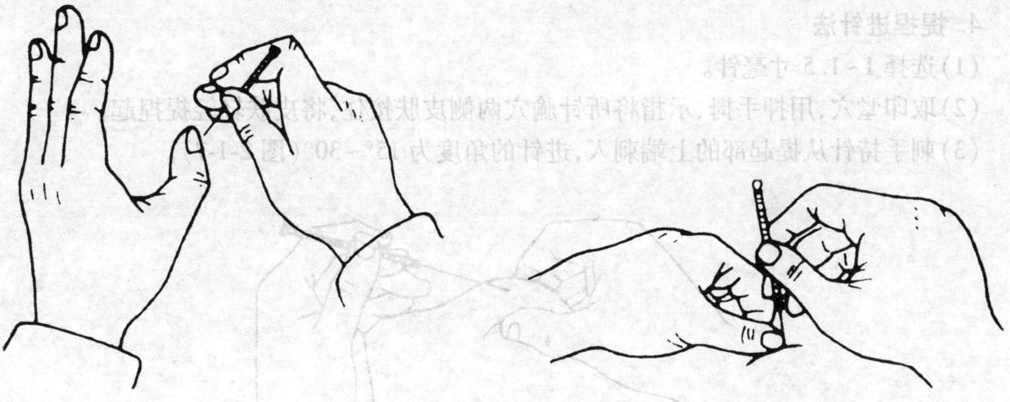

(1)　　(2)

图 2-1-4　爪切进针法

2. 夹持进针法

(1)选择 3 寸以上长针。

(2)取环跳穴,押手拇、示指持消毒干棉球捏持毫针针体下段,露出针尖 2~3mm 左右。

(3)刺手拇、示指持针柄,将针尖对准所刺穴位的皮肤表面,双手配合,迅速将针刺入皮下,并逐步深入直至所要求的深度。操作时注意刺手、押手协同,配合进针(图 2-1-5)。

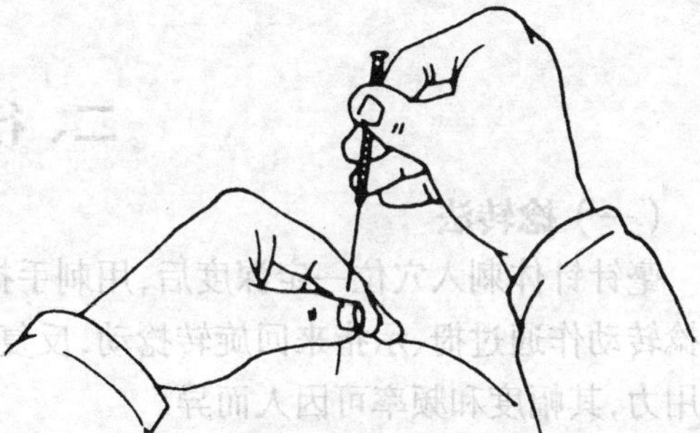

图 2-1-5　夹持进针法

3. 舒张进针法

(1)选择 2. 5~3 寸毫针。

(2) 取天枢穴,押手五指平伸,示、中指或拇、示指分别置于穴位两旁以固定皮肤。

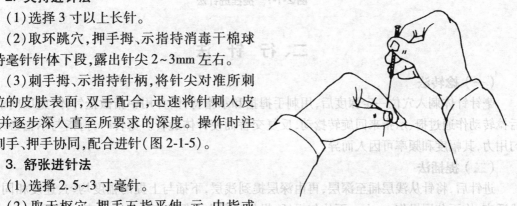

(3)刺手持针从押手示、中指或拇、示指之间刺入穴位。行针时,押手中、示指可夹持针体以防止弯曲,或用押手拇、示指向两侧撑开,绷紧皮肤,以利进针(图 2-1-6)。

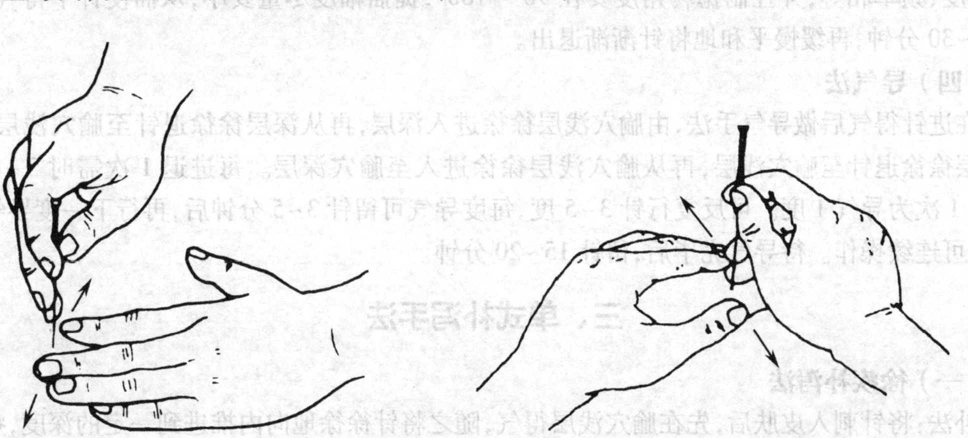

(1)　　(2)

图 2-1-6　舒张进针法

4. 提捏进针法

(1)选择 1~1.5 寸毫针。

(2)取印堂穴,用押手拇、示指将所针腧穴两侧皮肤按住,将皮肤轻轻提捏起。

(3)刺手持针从提起部的上端刺入,进针的角度为 15°~30°(图 2-1-7)。

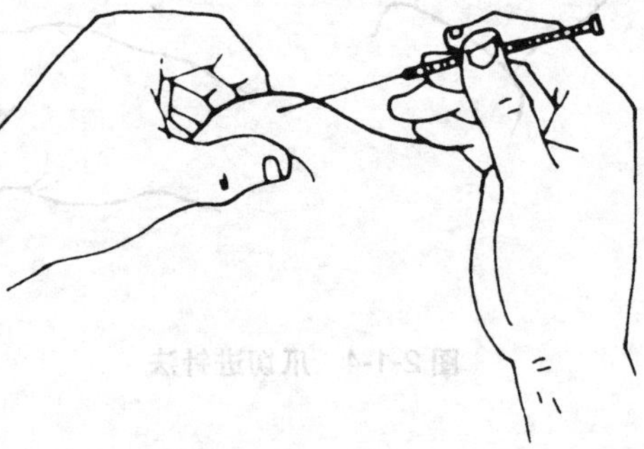

图 2-1-7 提捏进针法

二、行 针 法

(一)捻转法

毫针针体刺入穴位一定深度后,用刺手拇指和示指持针,并用中指微抵针体,施以向前向后捻转动作通过拇、示指来回旋转捻动,反复交替而使针体旋转。捻转时,拇指与示指必须均匀用力,其幅度和频率可因人而异。

(二)提插法

进针后,将针从浅层插至深层,再由深层提到浅层,下插与上提的幅度均匀、速度相同、深浅适宜,均不分层操作,一上一下均匀提插,操作过程中要保持毫针针身垂直。

(三)平补平泻

进针至穴位一定深度后,用缓慢的速度,均匀平和用力,边捻转,边提插,左转与右转的用力、幅度、频率相等,并控制捻转角度要在 90°~180°,提插幅度尽量要小,从而使针下得气,留针 20~30 分钟,再缓慢平和地将针渐渐退出。

(四)导气法

在进针得气后做导气手法,由腧穴浅层徐徐进入深层,再从深层徐徐退针至腧穴浅层;或由深层徐徐退针至腧穴浅层,再从腧穴浅层徐徐进入至腧穴深层。每进退 1 次需时 3~4 分钟,每 1 次为导气 1 度。可反复行针 3~5 度,每度导气可留针 3~5 分钟后,再行下一度导气手法,也可连续操作。待导气完毕后,留针 15~20 分钟。

三、单式补泻手法

(一)徐疾补泻法

补法:将针刺入皮肤后,先在腧穴浅层得气,随之将针徐徐地向内推进到一定的深度,疾速退针至皮下。注意出针时,速度要快并疾按其穴,重点在进入时徐徐进入。

泻法:将针快速刺入腧穴皮肤后,再疾速插入深层得气,随之将针徐徐地向外退至皮下,缓缓出针并且不按其穴或缓按其穴。重点在退针时徐徐退出。

（二）提插补泻法

补法：针刺得气后，在针下得气处小幅度上下提插，重插轻提（即急按慢提），针上提时速度宜慢，用力宜轻；针下插时速度宜快，用力宜重。

泻法：针刺得气后，在针下得气处小幅度上下提插，轻插重提（即慢按急提），针上提时速度宜快，用力宜重；针下插时速度宜慢，用力宜轻。

（三）捻转补泻法

补法：针刺得气后，在针下得气处小幅度捻转，拇指向前、示指向后，左转时用力重，指力沉重向下；拇指向后、示指向前，右转还原时用力轻，反复操作。

泻法：针刺得气后，在针下得气处小幅度捻转，拇指向后、示指向前，右转时用力重，指力浮起向上；拇指向前、示指向后，左转还原时用力轻，反复操作。

（四）呼吸补泻法

补法：嘱患者鼻吸口呼，在呼气时进针、行针；吸气时出针。

泻法：嘱患者口吸鼻呼，在吸气时进针、行针；呼气时出针。

（五）开阖补泻法

补法：出针后迅速揉按针孔。

泻法：出针时摇大针孔，出针后不按针孔。

四、复式补泻手法

（一）烧山火法

呼气时将针刺入腧穴应刺深度的上 1/3（天部），得气后将针重插轻提 9 次；再将针刺入中 1/3（人部），得气后再重插轻提 9 次；然后将针刺入下 1/3（地部），得气后再重插轻提 9 次；之后将针提至上 1/3（天部），称为一度。如此反复操作三度，以针下产生温热感为宜，然后将针按至深层留针，出针时配合呼吸补泻和开阖补泻手法的补法，即吸气时即将针体轻快地拔出皮肤，并疾按针孔。此法是由徐疾法、提插法、呼吸法和开阖法四种单式补法组成，为针刺补法的综合应用。操作分浅、中、深三层（又称天、人、地三部），由浅入深，三进一退，重插轻提，行九阳数。

（二）透天凉

吸气时将针刺入腧穴应刺深度的下 1/3（地部），得气后将针重提轻插 6 次；再将针提至中 1/3（人部），得气后重提轻插 6 次；然后将针提至上 1/3（天部），得气后再重提轻插 6 次，此为一度。之后将针插至下 1/3 处，如此反复操作三度，以针下产生凉感为宜，然后将针提至上1/3处，留针片刻后，出针时配合呼吸补泻和开阖补泻手法的泻法，即随呼气时徐徐出针，不按针孔或缓按针孔。此法是由徐疾法、提插法、呼吸法和开阖法四种单式泻法组成，为针刺泻法的综合应用。操作分深、中、浅三层（又称地、人、天三部），由深入浅，一进三退，重提轻插，行六阴数。

【注意事项】

由于人体生理功能状态和生活环境条件等因素各不相同，所以在进行针刺治疗时，应注意以下几个方面。

1. 患者处于过度饥饿、疲劳、精神紧张状态时，不宜立即进行针刺。对于身体虚弱、气血亏虚的患者，针刺时手法不宜过强，并应尽量选用卧位。

2. 妇女怀孕3个月以内者，不宜针刺其小腹部的腧穴。若怀孕3个月以上者，应避免针刺其腹部、腰部、骶部腧穴。至于三阴交、合谷、昆仑、至阴、肩井等一些通经活血的腧穴，在怀孕期间应予禁刺。如妇女行经期，若非为了调经，亦不应针刺。

3. 小儿囟门未闭时，头顶部腧穴不宜针刺。

4. 要注意排除血友病患者及凝血功能障碍的患者，常有自发性出血或损伤后出血不止者，不宜针刺。

5. 针刺部位有感染、溃疡、痈疽或肿瘤的部位，不宜针刺。

6. 对胸胁、腰背部脏腑所居之处的腧穴，不宜直刺、深刺，对肝脾肿大、心脏扩大、肺气肿等患者针刺时更应谨慎。

7. 针刺眼区和项部的风府、哑门等腧穴和脊椎部的腧穴，要注意掌握一定的角度，更不宜大幅度地提插、捻转和长时间的留针，以免伤及重要组织及内脏器官，产生严重的不良后果。

8. 对于尿潴留等患者，在针刺小腹部腧穴时，也应严格掌握针刺方向、角度、深度等，以免误伤膀胱等器官，出现意外的事故。

9. 注意针刺过程中及针刺后出现晕针、针感异常、弯针、断针等异常情况，提前做好处理异常情况的预案。

10. 针刺前应仔细检查针具，熟悉人体生理解剖及穴位局部解剖，避开血管、神经进行针刺。出针后即用消毒干棉球按压针孔。

【思考题】

1. 毫针的进针手法包括哪几类？
2. 毫针的行针手法包括哪几类？
3. 在哪些情况下不宜进行针刺？

实训二 电针法

【实训内容】

同学通过对脉冲电针仪的操作练习，熟悉电针仪的性能，掌握电针的操作规程，了解脉冲电针仪使用中的相关注意事项，为临床实际应用脉冲电针仪打下基础。

【实训目的及意义】

1. **掌握** 电针的操作规程。
2. **熟悉** 脉冲电针仪的性能。
3. **了解** 使用电针仪中的相关注意事项。

【实训材料及对象】

各种规格的毫针、消毒棉球、75%乙醇、针盘、镊子及脉冲电针仪。

应用电针仪时患者取什么样的体位，一方面应以便于医者操作，另一方面病人又感到舒适自然且能保持持久为原则，临床上常取卧位和坐位两种。对于年老、体弱、精神紧张的病人，应尽量选择卧位，以防止晕针及其他事故发生。

【实训步骤】

1. 治疗前准备

(1)在使用电针仪前必须熟悉其性能、用途、使用方法，严格遵守操作规程和注意事项。首先仔细检查电针仪是否有故障，输出是否平稳，治疗操作前各旋钮位置应全部置于“0”的位置。

(2)在针刺前应严格检查毫针是否生锈、发黑、缺损、弯曲、变细或变脆等情况，如有上述情况，应坚决停止使用，以防在电针治疗过程中发生断针现象。嘱患者按需要选取相对舒适的体位，并耐心细致地向病人讲明电针治疗时的感觉和相关注意事项，尤其对电针刺激有恐惧心理的患者，更应做好其思想准备工作，以取得患者的配合，防止意外情况的发生。

(3)辨认出电针仪输出端的正负极，如无正、负极标记时，可以自行判断。其方法是将两个电极握于手中(电极不要相碰)，接通电源，缓慢转动强度旋钮到手中有刺激感觉为止，此时两个电极中刺激强者为负极，刺激弱者为正极，测试后做上标记。

2. 操作程序

(1)按毫针刺法将针刺入相应的穴位。

(2)施以行针手法获得针感(得气)后，将电针仪的输出线正负极分别接在不同针灸针的针柄(针身)上。

(3)根据病情选择所需的波形和频率，将输出电位从“0”位逐渐调高输出电流量至所需的程度。此时严禁突然骤增电量，以防因突然强烈的刺激给病人造成的痛苦。

(4)根据波形和电流强度的不同，调节规定波形，并逐渐调整输出电流至所需要的电流强度。强度由小到大，至患者出现能耐受的酸麻感为佳。如果刺激强度对个别患者感觉不够时，可采取叠加法(即串联接法)具体应根据所患疾病性质、病情、患者耐受程度而定，可分为强、中、弱三种。

强刺激：通电后肌肉收缩明显，针感强烈，伴疼痛。适用于瘫痪和某些慢性疾病。

中刺激：通电后即出现肌肉收缩，无痛感。适用于大多数疾病。

弱刺激：通电后无肌肉收缩可见，亦无痛感。仅适用于痉挛性瘫痪和眼周穴位的治疗。

(5)根据患者病情、耐受性和选择的波形等决定通电时间。疏波、疏密波一般为5~15分钟，断续波一般为5~20分钟，连续波可达30分钟。在治疗过程中，经过一段时间的通电刺激后人体会产生适应性，同时因血液循环加快使导电率增加而造成输出幅度降低，患者感到刺激逐渐变弱。这时应适当增加刺激强度或改变刺激频率，以保持相对恒定的刺激量，还可采用通电—断电—通电的刺激方法，以保证疗效。

(6)治疗结束后，须先将输出电位钮退回至“0”位，然后缓缓关闭电源开关(因突然关闭电源，也会给患者带来强烈的刺激)，最后拆除电针导线，将针稍微捻转后即可轻轻地将针起出。

【注意事项】

1. 使用时应注意

(1)电针仪最大输出电压不应超过40V，最大输出电流应限制1mA以内，防止发生触电。因电针刺激量较大，要做好防止晕针准备，体质虚弱者尤应注意电流不宜过大。

(2)在使用前须检查电针仪性能是否完好,在开机后若发现各部的指示灯不亮,或部分不亮,则表示电针仪出了故障,应将输出电位钮调于“0”位,切断电源,检查修理后再用。

(3)在使用电针仪时,避免输出线路相碰,防止发生短路。

(4)在更换电池时,正、负电极不可倒置,以免损坏仪器。

(5)电针仪要妥善保管,避免敲打、碰撞和强烈震动仪器,不要把仪器放在潮湿和灰尘多的地方,避免具有挥发性还原性较强的消毒剂以及酸性、碱性物质接触电针仪。长时间不使用时,应取出干电池,防止电池内化学糊逸出。

2. 临床应用时应注意

(1)掌握电针的适应证和禁忌证。尤其对患有严重心脏病者、极度衰弱者、重危病人、妊娠妇女或有严重晕针反应者禁忌使用电针。

(2)对患者的刺激强度应以患者能耐受为度,不可拘泥于某一“标准”电量,在治疗过程中仔细观察患者反应,防止发生晕针。调节电流时,应慢慢增大,切勿突然增强,以免引起肌肉强烈收缩,造成弯针、折针。

(3)不宜在延髓、心前区附近的腧穴施用电针,以免诱发癫痫和引起心悸、呼吸骤停等意外情况的发生。

(4)胸背部及脊柱两侧使用电针时,不宜将一组导线跨接在身体两侧(横贯通电),避免电流回路通过脊髓和心脏。

(5)年老、体弱、醉酒、饥饿、过饱、过劳、精神紧张者不宜使用电针。

【思考题】

1. 电针的操作步骤分成哪几部分?包括什么内容?
2. 电针仪的使用应注意哪些事项?
3. 哪些情况下不宜进行电针操作?

实训三 头 针 法

【实训内容】

在学习头针基础理论及基本操作技术的基础上,通过同学们之间相互练针,掌握正确的进针及行针手法,为临床实际操作头针打下坚实的基础。

【实训目的及意义】

1. **掌握** 头针的进针法及针刺方法。
2. **熟悉** 头针常用的刺激区。
3. **了解** 头针的注意事项。

【实训材料及对象】

1. 临床一般选用28~30号长1.5~2寸的毫针。同时也根据患者年龄、治疗时采取的体位、治疗部位以及病情的不同,针具的选择也有所不同。一般而言,婴幼儿多用0.5寸针,成人多用1.5~2寸针;年老体弱者多用28~30号1寸针,年轻体壮者多用26~28号针;额、颈部多用较短的毫针，而顶部多用较长的针；对于急性病，多选用较粗的针，慢性病，则多选用较细的针。

2. 头针的体位，一般不受限制，根据病人的症状和体征，可采取坐位和卧位等。临床一般使患者取坐位，医者站在患者头部的正前面、正侧面或正后面，以利于进针和准确选穴。因针刺后不影响肢体活动，还可嘱患者在针刺时活动肢体，有助于提高运动性障碍类疾病的治疗效果。

3. 目前都使用一次性针具，无需消毒。

4. 施术部位可用75%酒精棉球拭擦即可，或先用2%的碘酊拭擦局部，然后再用75%酒精棉球拭擦脱碘，即可针刺。施术前，一般嘱患者把头皮清洗干净，以免引起感染。医者的手及手指应该在施术前用肥皂水冲洗干净，或用75%酒精棉球拭擦消毒后，方可持针操作。医者为患肝炎等传染病病人诊治后应用1‰过氧乙酸或用1∶200的84消毒液消毒双手，以防引起交叉感染。

此外，有条件的情况下，诊室每月应进行1~2次紫外线消毒，针具使用前需检查。

【实训步骤】

进 针 法

1. 快速推进法 将毫针针体与头皮呈35°~40°夹角快速刺入皮下，然后将针体与头皮的夹角变为15°，再沿刺激区快速将针推到帽状腱膜下。快速推进法又分为：

（1）单手推进法：毫针刺入头皮下后，用刺手拇、示指尖部捏住针柄下半部（或将中指扶靠针体末端）沿刺激区方向，快速将针体推进至帽状腱膜下层（图2-3-1）。

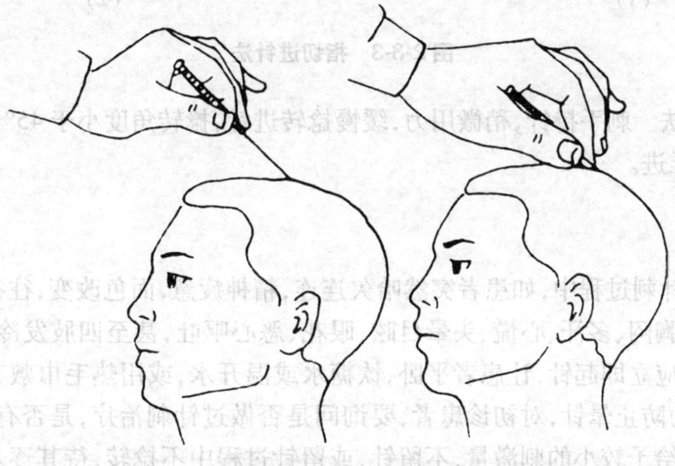

图2-3-1 单手推进法

（2）双手推进法：即刺手的拇、示指指尖部捏住针柄下半部（或中指紧贴于针体），押手拇、示指尖部轻轻捏住针体近头皮处（防止针体在推进过程中弯曲），然后用刺手将针体推进至帽状腱膜下层（图2-3-2）。

2. 指切进针法 押手拇指的指甲掐切头穴，刺手持针，针尖紧靠指甲缘，迅速刺入头皮下（图2-3-3）。

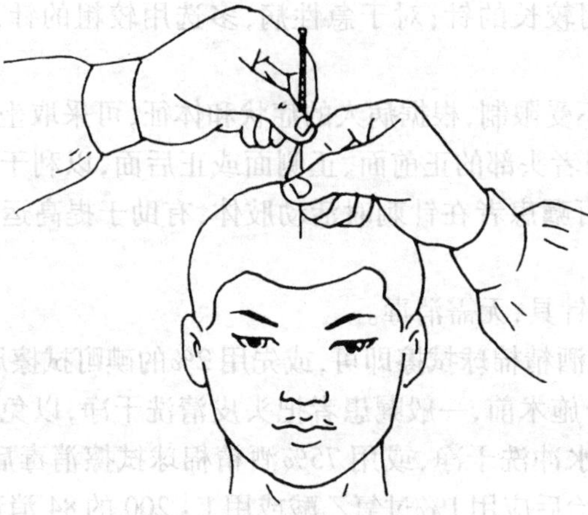

图 2-3-2 双手推进法

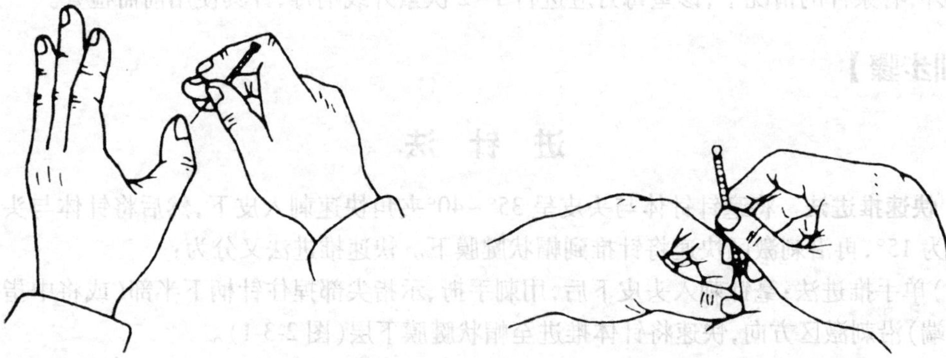

(1) (2)

图 2-3-3 指切进针法

3. 捻转进针法 刺手持针，稍微用力，缓慢捻转进针，捻转角度小于 45°，拇指向前后均匀捻转，边捻转，边推进。

【注意事项】

1. 晕针 在针刺过程中，如患者突然哈欠连连，精神疲惫，面色改变，往往是晕针的先兆，如发生面色苍白、胸闷、多汗、心慌、头晕目眩、眼花、恶心呕吐，甚至四肢发冷、晕厥者，则为晕针。出现晕针后，应立即起针，让患者平卧，饮糖水或温开水，或用热毛巾敷其头部，一般数分钟后即可恢复。为防止晕针，对初诊患者，要询问是否做过针刺治疗，是否有晕针史。对有晕针史的患者，应先给予较小的刺激量，不留针，或留针过程中不捻转，待其逐步适应后，再加大刺激量。对精神过度紧张、过劳、过饥或过饱者，禁用或慎用头针治疗。由于头针的刺激较强，刺激时间较长，医者必须注意观察患者表情以防止晕针。

2. 滞针 所谓滞针，就是在针刺入头皮后不能捻转，或者起针时难以拔出。滞针多由捻转不当（单向捻转）致使局部肌肉紧张或痉挛缠住针体所造成。出现滞针后，可在局部进行轻柔循按，嘱患者放松身心，再轻微左右捻动针体几下即可。

3. 其他注意事项

（1）因为头部有毛发，故针刺时必须严格消毒，以防感染；头皮有严重感染或开放性颅脑损伤者不宜针刺。

(2)未满周岁的幼儿,因头部的前、后囟颅骨缝骨化不完全,故不宜针刺。

(3)中风患者,急性期因脑出血引起昏迷、发热、血压过高时,暂不宜应用头针治疗,待病情及血压稳定后再行针刺治疗。如伴有高热、急性炎症及心力衰竭时,一般也应慎用头针治疗。

(4)头皮血管丰富,针刺容易出血,起针时应用干棉球按压针孔片刻,如有出血及皮下血肿出现,可进行按压以促其消散。

【思考题】

1. 操作前应做哪些准备?
2. 发生晕针如何处理?

实训四 其他针法

【实训内容】

其他针法包括三棱针法、耳针法、皮肤针法、皮内针法等,通过练习以上几种针法的操作方法,提高学生在临床上治疗疾病的技能。

【实训目的及意义】

1. **掌握** 三棱针法、耳针法、皮肤针法、皮内针法的操作方法及注意事项。
2. **熟悉** 三棱针法、耳针法、皮肤针法、皮内针法的使用部位。
3. **了解** 三棱针法、耳针法、皮肤针法、皮内针法的临床适应证。

【实训材料及对象】

1. 实训材料

(1)选择室温20~25℃且清洁安静的操作室。

(2)备齐所需用具,如三棱针、耳针、皮内针、皮肤针、针盘、75%乙醇、消毒棉签等。

2. 实训对象及分组方法

(1)将学生两人分为一组,其中一人模拟患者,另一人为术者。

(2)针刺前做好准备工作,嘱患者排空大、小便,穿好舒适的衣服,露出施术部位,应考虑针刺部位,按照患者姿势、舒适度及耐受性等几方面因素合理地安排好体位。

(3)施术前术者一定要修剪指甲,清洁双手。

(4)依次实践三棱针法、皮肤针法、皮内针法、耳针法的操作方法,完成后交换角色,再依次实践。

【实训步骤】

一、三棱针法

1. 操作前准备

(1)术者应提前做好患者心理工作,嘱患者保持舒适体位,放松身心,不要紧张。术者确认施术腧穴的准确位置，并进行皮肤常规消毒。

（2）术者刺手持针，用拇指和示指捏持针柄，中指指腹紧靠针身侧面，露出针尖2~3cm。

（3）确定施针腧穴位置，依次练习三棱针点刺法、散刺和挑刺法三种手法。

2. 点刺法 包括点刺穴位和点刺血络。

（1）点刺穴位：通过点刺腧穴放出少量血液或挤出少量血液或液体的方法。

1）针刺前先推按被刺穴位周围，使血液集聚于针刺部位。

2）常规消毒后，押手拇指、示指、中指三指夹紧被刺部位或穴位，刺手持针，对准位置迅速刺入2~3mm，随即将针退出。

3）轻轻挤压针孔周围数次，挤出数滴血，或少量液体为宜，然后用消毒棉球按压针孔。

（2）点刺血络：点刺因病而显现出来的静脉放血的方法，有深刺和浅刺两种。

1）浅刺：消毒后，刺手持针垂直点刺，快进快出，一次放血5~10ml。动作要求稳、准、快。适用于有小静脉随病显现的部位，如额部、颞部、耳背、下肢后面、足背等部位。

2）深刺：先用止血带结扎针刺部位上端（近心端），充分暴露相应静脉。局部严格消毒后，押手拇指按压在被刺部位下端，刺手持三棱针对准静脉向心斜刺，迅速出针，待血自然流出，松开止血带。先用无菌干棉球按压针孔，再用75%乙醇清理创口周围血液，一次放血几十毫升。适用于肘窝、腘窝部的静脉。

3. 散刺法 指在病变局部及周围进行连续多针点刺用以治疗疾病的方法。病变局部严格消毒，依据施术部位大小，由外向内环形向中心垂直点刺10~20针以上。适用于局部瘀血、水肿或血肿，顽癣等病变，促使瘀热、肿胀、脓液得以排除。

4. 挑刺法 用三棱针挑断腧穴皮下纤维组织以治疗疾病的方法。

（1）局部严格消毒后，押手捏起施术部位皮肤，刺手持针先横刺进入皮肤，挑破皮肤0.2~0.3cm。

（2）将针继续深入皮下，针身倾斜并轻轻抬高，挑断皮下部分纤维组织，挤出少量血液或黏液。

（3）用无菌敷料覆盖创口并以胶布固定。

（4）对于畏惧疼痛者，可先用2%利多卡因局麻后再挑刺。

【注意事项】

1. 施术前做好患者的思想工作，消除患者顾虑。对于放血量较大的患者，提前做好解释工作。

2. 由于创面较大，必须无菌操作，防止感染。操作时严格消毒，以防针刺部位感染，一般可先用2%碘酊消毒，再用75%乙醇脱碘。

3. 点刺时手法要轻、稳、准、快、不可用力过猛，造成刺入太深，创口过大，损伤其他组织。一般出血不宜过多，切勿伤及动脉。

4. 嘱咐患者选择舒适体位，防止晕针。

5. 为了提高疗效，应保证出血量足够，出针后可立即加用拔罐法。

6. 点刺穴位及浅刺血络、散刺法可每日或隔日1次，挑刺、深刺血络法宜5~7日一次。

7. 皮肤有溃疡、感染、瘢痕、痈疽、肿瘤处不宜使用。重度下肢静脉曲张处禁用本法。

二、皮肤针法

1. 施术局部常规消毒后，持硬柄皮肤针以刺手拇指、中指夹持针柄，示指置于针柄中段上面，无名指和小指将针柄固定在大、小鱼际处。软柄皮肤针是将针柄末端固定在掌心，拇指在上，示指在下，其余手指呈握拳状握住针柄。

2. 针尖对准叩刺部位，根据患者体质、病情、年龄、患病部位的不同，进行叩刺，分别行弱、中、强三种刺激。即用手腕的力量，迅速将针尖垂直击打在皮肤上，并立即弹起，反复进行。叩刺时要运用灵活的腕力直刺、弹刺、速刺，不可斜刺、压刺、慢刺、拖刺，避免使用臂力。

刺激强度分类如下：

(1)弱刺激：用较轻力度叩刺，针尖接触皮肤时间较短，局部皮肤略见潮红即可，患者多无疼痛感觉。适用于老年人、久病体弱者、孕妇、儿童以及头面五官肌肉浅薄处。

(2)强刺激：用较重力度叩打，针尖接触皮肤时间稍长，以局部皮肤可见隐隐出血，患者有疼痛感。适用于年轻力壮者，以及肩、背、腰、臀、四肢等肌肉丰厚处。

(3)中刺激：叩刺的力度介于弱刺激与强刺激之间，以局部皮肤潮红，但无渗血为度，患者稍觉疼痛。除头面五官等肌肉浅薄处外，其余部位均可选用。

【注意事项】

1. 施术前应仔细检查针具，用脱脂棉轻轻蘸针尖，如有钩曲、不齐或缺损等，应及时修理或更换。

2. 施术前必须严格消毒。叩刺后如有皮肤出血者应及时处理，用消毒干棉球擦拭干净，保持扣刺部位清洁，防止感染。

3. 操作时，运用灵活的腕力垂直叩刺，针尖须垂直上下，用力均匀，并立即弹起。避免斜刺、拖刺、压刺、或钩挑。若手法过重而出血者，应进行清洁和消毒以防止感染。

4. 局部皮肤有创伤、溃疡、瘢痕形成，急性传染病或急腹症等，不宜使用本法治疗。

5. 皮肤针刺法可配合拔罐法，应在治疗前做好准备。

三、皮内针法

1. 患者保持舒适体位，术者应提前做好患者心理工作，嘱咐患者放松身心，不要紧张。

2. 术者确认施术腧穴的准确位置，并进行皮肤常规消毒。

3. 根据病情需要选择颗粒型或揿钉型皮内针施术。

(1)颗粒型皮内针法

1)施术部位常规消毒后，以左手拇指、示指将穴位皮肤撑开固定。

2)右手用镊子夹持针柄，将皮内针平行刺入腧穴皮下，针刺方向与经脉循行方向呈90°垂直，使环状针柄平整留在皮肤上。

3)针刺入皮内后，针柄和相应皮肤表面之间粘贴小块胶布，然后再用一块大的胶布覆盖在针柄上，以保持针身固定在皮内。本法适用于体穴。

(2)揿钉型皮内针法

1)施术部位常规消毒后，用镊子夹住针柄，将针尖对准腧穴垂直刺入，使针柄平附于皮肤上。

2)再用方块胶布贴在针柄上固定。本法适用于面部、耳部腧穴埋针。

4. 临床上皮内针埋针的时间，一般3~5天，多者6~7天，暑热天不宜超过2天，平时注意检查针刺穴位，以防引起感染。埋针期间，可每天按压穴位数次，以增加刺激量。

【注意事项】

1. 埋针必须无菌操作,所用针具要经过严格消毒,最好使用一次性针具,或浸泡于75%乙醇中,临时用消毒镊子夹出。

2. 埋针要选取较好固定和不妨碍肢体活动的穴位。关节附近不宜埋针,因活动时会疼痛。胸腹部因呼吸时针会活动,亦不适宜埋针。

3. 埋针后,如患者感觉局部疼痛或妨碍肢体活动时,应立即将针取出,重新选穴施针。

4. 埋针期间,针处不可蘸水,避免引起感染。夏天埋针时间不宜过长。

5. 仔细检查,发现针孔处感染应及时对症处理。

6. 溃疡、炎症、瘢痕、不明原因的肿块,禁忌埋针。

四、耳针法

1. 做好患者心理工作,嘱咐患者放松心情,保持舒适持久的体位。

2. 确认所选腧穴位置,针刺前,进行常规消毒。除了针具与术者手指消毒外,耳穴皮肤应先用2%碘酊消毒后,再用75%乙醇消毒并脱碘或用碘伏消毒。

3. 根据患者、病情、所选穴位、时令等具体情况灵活选用施针方法。

(1)毫针刺法:一般选取28~30号粗细的0.5~1寸短柄毫针。进针时用以左手固定耳郭,右手拇、示指持针进针,进针方法可用速刺法。此法既可掌握针刺的深度,又可减轻针刺的疼痛。针刺的深度可根据患者耳郭局部的厚薄而灵活掌握,进针深度一般以刺穿软骨而不刺透对面皮肤为原则,2~3分即可。针刺的强度和手法应视病人的病情、体质和耐痛度等综合决定。留针时间一般20~30分钟,退针时以左手托住耳背,右手出针,然后用消毒干棉球压迫针孔,以免出血,再用2%碘酊涂擦一次。

(2)压籽法:又称压丸法,是在耳穴表面敷贴小颗粒药物的一种简易刺激方法。将王不留行籽(小米、莱服子或油菜籽)粘贴在0.5cm×0.5cm大小的胶布中央,然后贴敷于耳穴上,适当按压使耳郭出现发热、胀痛感。每日按压3~4次,每周更换1~2次。复诊时可按病情酌情增减或更换穴位。本法不仅能获得毫针、埋针法同样的疗效,而且安全,无毒,副作用少,更不易引起耳软骨膜炎,适用于老年、儿童及恐惧疼痛的患者。本法能起到持续刺激的作用,患者可以随时地在敷贴处按压以加强刺激。适用于一些老年性慢性支气管炎、高血压、胆石症、小儿遗尿等慢性病。

(3)电针法:同电针的操作方法。

(4)灸法:同艾条灸、灯心草灸等方法。

(5)刺血法:先揉按耳郭使其充血,严格消毒后,用三棱针点刺法在耳穴处点刺放血3~5滴,隔日1次,急性病症可一日2次。然后用消毒干棉球擦拭,按压止血。

(6)磁疗法:操作时,把磁珠放置在胶布中央直接贴于耳穴上(类似于压籽法),或用磁珠或磁片异名极分别在耳郭前后相对贴敷,可使磁力线集中穿透穴位,更好地发挥作用;也可把磁珠(片)用纱布或薄层脱脂棉把磁珠(片)包起来,然后再固定在耳穴上,这样可减少磁珠(片)直接接触皮肤而引起的某些副作用。

(7)按摩法:在耳郭不同部位进行揉按、提捏、点压、切掐以防治疾病的方法。

耳郭穴位按摩法:术者可用压力棒点压或按揉耳穴,也可将拇指对准耳穴,示指对准耳穴相对应的耳背侧,拇指、示指两指同时掐按。此法适用于临床治疗。

自身耳郭按摩法：全耳按摩，用双手掌依次按摩耳郭腹背两侧至耳郭充血发热为宜。手摩耳轮，两手握空拳，以拇指、示指两指沿外耳轮上下来回按摩至耳轮充血发热为宜。提捏耳垂，用双手由轻到重提捏耳垂3~5分钟。以上方法可用于各种疾病的辅助治疗和养生保健。

【注意事项】

1. 因耳郭暴露在外，表面凹凸不平，结构特殊，针刺前必须严格消毒。凡患有湿疹、溃疡、冻伤和炎症部位应禁针。耳郭局部及针体应严格消毒，预防感染。若见针眼发红，病人自觉耳部胀痛，可能有轻度感染时，应及时用2%碘酊涂擦，并口服消炎药，以预防化脓性耳软骨炎的发生。

2. 对扭伤和有运动障碍的患者，进针后待耳郭充血发热后，宜适当活动患处，或在患部按摩、针灸等，有助于提高疗效。

3. 空腹、疲劳、精神紧张或体质衰弱者容易发生晕针，应注意预防并及时对症处理。

4. 有习惯性流产史的孕妇应禁针，患有严重器质性病变和伴有高度贫血者不宜针刺，对年老体弱的高血压病患者亦不宜行强刺激法。

【思考题】

1. 三棱针、耳针、皮肤针法、皮内针法的操作步骤有哪些？
2. 三棱针、耳针、皮肤针法、皮内针法的注意事项分别是什么？

实训五 灸 法

【实训内容】

灸法就是指用艾绒或以艾绒为主要成分制成的灸材放置在腧穴或病变部位上熏熨，借灸火的温和热力以及药物的刺激作用，通过经络的传导，起到温通气血，扶正祛邪，从而改善功能障碍的一种外治方法。常用的方法包括艾炷灸、艾条灸、温针灸、温灸器灸、灯火灸等。

本次实训主要学习艾炷灸、艾条灸、温针灸的操作方法，通过本次实训提高学生灸法实际操作技能。

【实训目的及意义】

1. **掌握** 艾炷灸、艾条灸、温针灸的操作方法及注意事项。
2. **熟悉** 艾炷灸、艾条灸、温针灸的施用部位。
3. **了解** 艾炷灸、艾条灸、温针灸的临床适应证。

【实训材料与对象】

1. 实训材料

(1) 选择室温(20~25℃)且清洁安静的实训室，选取医用滑石粉为介质。

(2) 艾绒的选择：选用纯净细软的艾绒，根据练习需要将艾绒制成大、中、小三种规格的艾炷，小炷如麦粒大，中炷如半截枣核大，大炷如半截橄榄大。

(3) 准备实训物品，如艾条、温灸器、治疗盘、火柴、凡士林、棉签、镊子、弯盘、消毒纱布、胶布、灯心草、麻油、酒精灯、小口瓶等。

(4)操作间接灸法时还需准备姜片、蒜片、食盐或附子饼,并将物品携带至治疗床旁。

2. 实训对象与分组方法

(1)学生两人分为一组,其中一人模拟患者,一人为术者。

(2)艾灸前患者要排空大、小便,穿好舒适的衣服,裸露艾灸部位皮肤,以利于灸法操作进行。

(3)要注意体位、穴位的准确性,灸法操作时患者体位一方面要合适艾灸的需要,另一方面要注意患者体位舒适自然,还要根据处方找准部位、穴位的位置,然后在施灸的穴位处涂以少量的葱、蒜汁或凡士林,以增强黏附和刺激作用。

【实训步骤】

一、艾炷灸法

1. 直接灸 视施灸部位不同,选择大小适宜的艾炷直接放在皮肤上施灸。分瘢痕灸和无瘢痕灸。瘢痕灸是在施灸时需将皮肤烧伤,产生无菌性化脓现象,愈后留有瘢痕者,称为化脓灸;无瘢痕灸是施灸时仅产生温热或烧灼感,灸后一般不起水疱,不留瘢痕者,称为非化脓灸。

(1)瘢痕灸

1)患者取仰卧位,嘱全身放松,保持体位平正、舒适,解除衣物,暴露施灸部位腧穴。

2)术者站在患者前外侧,在患者身上正确点穴,在施灸处涂抹少量葱、蒜汁或凡士林,增强黏附和刺激作用。

3)视施灸部位不同选取不同规格艾炷(临床上多用小艾炷,亦有用中艾炷者),点燃后放置于腧穴上。

4)操作灸法的同时在施灸穴位周围用手指轻轻拍打皮肤,减轻患者的烧灼疼痛感。一般在灸第一壮时疼痛最明显,以后各壮就可忍受。

5)每灸完一壮,以纱布蘸冷开水擦拭干净所灸穴位皮肤,再按照前法操作灸法,一般可灸7~9壮。

6)施灸结束后,观察施灸部位皮肤,将局部擦拭干净,在施灸穴位上贴敷玉红膏,可1~2日换一次,5~7天后,灸穴逐渐出现无菌性化脓反应,如分泌物多,膏药亦应勤换,经30~40天,灸疮结痂脱落,局部留有瘢痕。

(2)无瘢痕灸

1)患者取仰卧位,嘱全身放松,保持体位平正、舒适,解除衣物,暴露施灸部位腧穴。

2)术者站在患者前外侧,在患者身上正确点穴,在施灸处涂抹葱、蒜汁或少量凡士林,增强黏附和刺激作用。

3)视施灸部位不同选取不同规格艾炷(临床上多用中、小艾炷),点燃后放置于腧穴上。

4)在艾火未烧及皮肤但患者有灼痛感时,即用镊子夹去艾炷,更换艾炷再灸,连灸3~7壮。

5)施灸结束,移去艾炷,观察局部皮肤,以局部皮肤出现充血、红晕为度。

2. 间接灸 在艾炷与施灸腧穴部位之间隔放一定的药物进行施灸。根据隔放的药物不同冠以不同的名称。如隔放生姜片者,称隔姜灸,适用于虚寒导致的腹痛、腹泻和呕吐等病症;以食盐间隔者称隔盐灸,多用于治疗伤寒阴证,或中风脱证等;隔放蒜片者称为隔蒜灸,适用于瘟病、肺病等;隔附子饼者称隔附子饼灸,多用于命门火衰所致的阳痿、早泄等。

(1)患者取仰卧位,嘱全身放松,保持体位平正、舒适,解除衣物,暴露施灸腧穴。

(2)术者站在患者前外侧,在患者身上正确点穴,在施灸处涂抹少量葱、蒜汁或凡士林,增强黏附和刺激作用。

(3)实施间接灸时,视训练内容选择适当的间隔物。

隔姜灸:①取直径2~3cm、厚0.4~0.6cm的生姜片,中心用针刺穿数个小孔,上面放置艾炷,放在穴位上施灸;②观察患者反应,感到灼痛时,将姜片稍许上提,离开皮肤片刻,再进行艾灸,反复施行。

隔蒜灸:①将鲜蒜头横切成厚0.3~0.5cm的薄片,中间用针刺穿数孔,置于穴位上,用艾炷灸之;②灸4~5壮,换去蒜片,每个穴位可以灸5~7壮。

隔附子灸:①有附子片灸与附子饼灸两种。前者将附子用水浸透后,切成0.3~0.5cm的薄片,用针在中心扎数孔,放施灸部位施灸(同隔姜灸法);后者也可将附子切细研末,以黄酒调和作饼,厚约0.4cm,中间用针刺数孔,置于腧穴或患部,将艾炷放置于其上。日灸1次。②以大艾炷施灸,自觉附子饼干燥即更换,直到皮肤出现红晕为止。

隔盐灸:①患者仰卧屈膝,用纯净食盐填平肚脐孔,上置艾炷施灸,亦有再放上姜片和艾炷施灸。一般可灸3~7壮。急性病可多灸,不限制壮数;②施灸结束后观察患者反应。

【注意事项】

1. 施术者应严肃认真,专心致志,精心操作。施灸前应对患者说明施灸要求,消除恐惧心理。若需瘢痕灸,必须先征得患者同意才可以施灸。应处理好灸疮,防止感染。

2. 根据病人的体质和病证施灸,取穴要准,灸穴勿过多,灸量先少后多,程度先轻后重,以使病人逐渐适应。热力应充足,火力宜均匀,切勿乱灸暴灸。

3. 临床上灸治过程中,出现晕灸者罕见。若一旦发生晕灸,则应按晕针处理方法进行急救。

4. 施灸过程中,应防止艾火烧伤衣物、被褥等。施灸完毕,必须将艾条或艾炷熄火,以防止发生火灾。对于昏迷、反应迟钝或局部感觉消失的病人,应注意勿灸过量,避免出现烧烫伤。

5. 灸后若出现局部水疱,只要不擦破,可任其自然吸收。若水疱过大,可用消毒针从水疱的底部刺破,放出水液后,再涂以甲紫药水。

6. 颜面部不宜直接灸,关节活动处不能瘢痕灸。

二、艾 条 灸

用纯净的艾绒(或加入中药),平铺在桑皮纸上,将其卷成直径约1.5cm的圆柱形艾条,点燃后在人体腧穴部位进行熏烤。艾条分为纯艾条与药艾条两种。

药艾条包括普通药艾条、太乙针、雷火针三种。

普通药艾条:取肉桂、干姜、木香、独活、白芷、雄黄、苍术、没药、乳香、川椒各等分,研粉后混入艾绒中,每只艾条加药末6g。制法同纯艾条。

太乙针:取艾绒100g、硫黄6g,麝香、乳香、没药、松香、桂枝、杜仲、枳壳、皂角、细辛、川芎、独活、穿山甲、雄黄、白芷、全蝎各3g,除艾绒外以上药研粉和匀。以桑白皮纸1张,摊平,先取艾绒25g,均匀铺在纸上,再取药末6g,掺在艾绒里,然后卷紧如爆竹状,外用鸡蛋清涂抹,再糊上桑白皮纸1层,两头留空3cm,捻紧即成,每次应准备两支以上。

雷火针：取沉香、木香、乳香、茵陈、羌活、干姜、穿山甲各10g，麝香少许，艾绒60g。制法同太乙针。

1. 悬起灸 操作方式有温和灸、雀啄灸和回旋灸三种。

患者取坐位或卧位，保持体位平正、舒适，解除衣物，暴露施灸腧穴。

(1)温和灸

1)施灸时将艾条的一端点燃。

2)对准施术部位或患处，距皮肤2~3cm进行熏烤。

3)一般每穴灸10~15分钟，局部有温热感而无灼痛为宜，直至皮肤红晕潮湿为度。

(2)雀啄灸

1)施灸时，点燃艾条一端。

2)对准施灸部位皮肤，并不固定在一定距离，置点燃的艾条于施灸穴位上方约3cm高处。

3)艾条一起一落，忽近忽远上下移动，像鸟雀啄食一样，一上一下活动地施灸。一般每穴灸5分钟。此法热感较强，注意防止烧伤皮肤。

(3)回旋灸

1)施灸时，先点燃艾条。

2)将艾条悬于施灸部位上方约3cm高处。

3)艾条在施灸部位上方左右往返移动或反复旋转进行灸治，使皮肤有温热感而不致灼痛。

4)一般每穴灸10~15分钟。施灸中，术者将示、中两指置于艾灸部位两侧感受局部受热程度，随时调节施灸距离，防止烫伤。

2. 实按灸 在施灸部位垫上布或纸，点燃药条一端后，趁热按到施术部位，使热气透达到深部。按照用途不同，艾绒里掺入的药物处方各异，分为太乙针灸、雷火针灸等。

(1)患者取坐位或卧位，保持体位平正、舒适，暴露施灸腧穴。

(2)太乙针灸操作时，用酒精点燃特制药条一端，以粗布包裹数层，趁热按压到腧穴上，冷却后点燃再熨。每次灸5~7次。

(3)雷火针操作方法同太乙针。

【注意事项】

1. 临床上灸法治疗注意运用补法、泻法，注意灸量、疗程的关系。

2. 注意禁忌灸治的病症和部位

(1)禁灸病症：无论外感或阴虚内热证，凡脉象数疾者禁灸；高热、抽搐或极度衰竭、形瘦骨弱者，亦不宜灸治。

(2)禁灸部位：心脏虚里处、大血管处、皮薄肌少筋肉积聚部位、妊娠期妇女下腹部以及腰骶部，睾丸、乳头、阴部不可灸。

三、温 针 灸

针刺与艾灸相结合的一种方法，又称针柄灸。即在留针过程中，将艾绒搓团捻裹于针柄上或在针柄上穿置艾段点燃，通过针体将热力传入穴位。

1. 患者取坐位或卧位，保持舒适的姿势，放松全身。解除衣物，暴露施灸腧穴。

2. 术者确定施术穴位位置，用酒精消毒穴位皮肤，选取适宜规格毫针并消毒，针刺得气后，将毫针留在适当的深度。

3. 取适量艾绒捏在针柄上并点燃，直到艾绒燃尽为止。或者在针柄上穿置一段长约 2cm 艾段点燃施灸。

4. 拔出毫针，并用消毒棉球按压施针穴位。

【注意事项】

1. 针刺穴位选穴要准，温针灸时注意防止烫伤。

2. 温针灸力量较强，注意防范晕针、晕灸反应。

四、温灸器灸

将艾绒放入特制温灸器内，点燃后施灸。适用于妇人、小儿及惧怕灸治者。

1. 患者取坐位或卧位，保持舒适姿势，放松全身。解除衣物，暴露施灸腧穴或部位。

2. 用温灸筒施灸时，术者用大号镊子夹适量艾绒点燃后放置于温灸筒的小筒内，然后在拟灸部位上来回熨烫，到局部发红为止。

3. 用温灸盒施灸时，将艾绒或艾条点燃后放于温灸盒里的铁网上，然后将温灸盒放在施灸部位 20~30 分钟即可。适用于灸治腹部、腰背部的一般常见病。

【注意事项】

1. 极少数患者灸后可见头晕、口干、鼻血、纳呆、乏力，此时宜减少灸量。

2. 温灸器温灸时如觉过热，可增加隔布层数。若仍觉过热，可用布块罩在灸筒上，如此进入温灸器中空气减少，热度即可下降。不热时则减少隔布，或将顶盖敞开片刻，但不可将筒倾倒，以免引起烫伤。

3. 在燃烧 10 余分钟后，温灸器小筒内有灰烬积存，可使热力受阻，宜勤加清除，保持筒内清洁。灸治完毕将剩余艾绒，插入灭火管中。

五、灯 火 灸

灯火灸是用灯心草蘸油点燃后在施术部位焠烫的方法。用于小儿惊风、痄腮、消化不良、疟疾、胃痛等症。

1. 患者取坐位或卧位，保持舒适姿势。

2. 术者确定拟施灸部位。

3. 术者取长 10~15cm 灯心草一根，蘸少许麻油（浸入 3~4cm）点燃，快速对准穴位点灸。

4. 听到“叭”一声时，迅速提起。如无声，则重复一次。

【注意事项】

1. 本法灸火处有小块灼伤，要保持清洁，以防感染，灸后 3 日内不宜蘸水。

2. 动脉浅表部、大静脉浅表部、孕妇腹部均不宜点淬。

3. 如遇毛发处最好剪去，淬后要保持穴位皮肤清洁，以防感染。

【思考题】

1. 常用的灸法包括哪几种？

2. 化脓灸的具体操作以及灸疮的护理？
3. 温和灸、雀啄灸和回旋灸的操作要点？
4. 灸法的注意事项？

实训六 拔 罐 法

【实训内容】

拔罐法是以罐为工具，用燃火、抽气等方法造成罐内负压，使之吸着于施术部位，通过负压、温热等作用治疗疾病的方法。常用操作方法包括拔火罐、拔水罐以及拔罐法的应用。

本次实训主要学习拔火罐和拔水罐的方法以及拔罐法的应用操作，通过本次实训的学习，提高学生临床上的拔罐实践操作能力。

【实训目的及意义】

1. **掌握** 拔火罐、拔水罐和拔罐法应用的操作方法。
2. **熟悉** 拔火罐、拔水罐和拔罐法应用的注意事项。
3. **了解** 拔火罐、拔水罐和拔罐法应用的临床适应证和禁忌证。

【实训材料与对象】

1. 实训材料

(1)选择室温(20~25℃)且清洁安静的实训室，选取医用滑石粉为介质。

(2)准备实训物品，各种规格的玻璃罐、竹罐，酒精灯、75%乙醇、95%乙醇、沸水、水壶、毫针、三棱针、皮肤针、镊子、卵圆钳、甲紫、毛巾、消毒棉球、小纸片、凡士林、火柴等。

2. 实训对象与分组方法：

(1)将学生分为两人一组，一人模拟患者，一人为术者。

(2)拔罐前要排空大、小便，穿好舒适的衣服，根据操作需要裸露部分皮肤，以利于实训进行，根据拔罐所选择的部位及患者的舒适度，合理安排好体位。

(3)拔罐前，术者要做好患者的心理工作，使患者心情愉快、放松，并注意拔罐前后个人的卫生清洁。

(4)检查患者是否有拔罐的禁忌证。分别实施拔火罐、拔水罐、留罐、走罐、闪罐等操作方法，完成后交换角色，再依次实践。

【实训步骤】

一、拔 火 罐

1. 患者取舒适体位姿势，可根据施术部位选择坐位以及仰卧位、俯卧位、侧卧位等。

2. 术者进行以下几种拔罐法操作

(1)闪火法。

1)术者一手持点火工具，另一只手握住罐体，罐口朝下。

2)将点火工具(蘸有95%乙醇的棉球或闪火器)点燃后，立即伸入罐内摇晃数圈随即退出。

3）迅速将罐体扣在需要拔的部位，使罐吸附在皮肤上。

（2）投火法。

1）术者一手握住罐体，罐口朝下。

2）另一手将蘸有95%乙醇棉球或折成宽筒条状纸片点燃后投入罐内。

3）趁火势正旺，迅速将火罐扣在要拔的部位，使罐吸附在皮肤上。

（3）贴棉法。

1）将直径约2cm的棉花片浸少量95%乙醇，贴在罐内侧壁中段。

2）点燃棉花片。

3）迅速将罐扣在施术部位，使罐吸附在皮肤上。

（4）架火法。

1）取不易燃烧及传热的直径2~3cm块状物（胶木瓶盖或薄小面饼、中药饮片），放在施灸部位上。

2）在其上放置一块酒精棉球点燃。

3）迅速将罐扣上，使罐吸附在皮肤上。

3. 起罐时一手拿住罐体，一手将罐口边缘皮肤轻轻按下，空气进入罐内后，火罐自然脱落。

【注意事项】

1. 拔罐手法要熟练，动作要轻、快、稳、准。

2. 注意询问患者的感觉，观察其局部和全身反应。如果患者感觉拔罐处明显疼痛或者烧灼麻木，多为吸拔力过大；如果患者毫无感觉，多为吸拔力不足，均应该起罐重拔。

3. 使用闪火法拔罐时，点火工具必须伸进罐内，不要烧在罐口，以免烫伤皮肤。

4. 使用投火法拔罐时，燃烧物易坠落烫伤皮肤，故多用于身体侧面拔罐。

5. 使用贴棉法拔罐时，注意酒精不要浸太多，以免滴下烫伤皮肤。

6. 架火法应注意扣罐要准确，以免撞翻燃烧的火架，患者不能移动以免火架翻倒烫伤皮肤。

7. 拔罐期间如出现头晕、恶心、面色苍白、四肢发凉、出冷汗、胸闷、心慌等晕罐现象，应及时起罐，参照晕针处理。

二、拔 水 罐

1. 患者取舒适体位姿势，可根据施术部位选择坐位以及仰卧位、俯卧位、侧卧位等。

2. 术者进行以下几种拔罐法操作

（1）水煮法。

1）将竹罐放入水中煮沸2~3分钟。

2）用大号镊子将竹罐倒置夹起，迅速用毛巾捂住罐口片刻，吸取罐内水液，降低罐口温度，但保持罐内温度。

3）趁热将罐扣在施术部位，并轻轻按压罐具半分钟，令其吸牢。

（2）蒸汽法。

1）将水或药液在小水壶中煮沸，至水蒸气从壶嘴或套于壶嘴的皮管内大量喷出。

2）将壶嘴或皮管插入罐内2~3分钟，迅速将罐扣于吸拔部位。

3）轻轻按压罐具半分钟，令其吸牢。

3. 启罐时应防止水或药液漏出，若吸拔部位呈水平面，应先将拔罐部位调整为侧面后再启罐。启罐时一手拿住罐体，一手将罐口边缘皮肤轻轻按下，空气进入罐内后，水罐自然脱落。

【注意事项】

拔水罐时，应注意用毛巾吸干罐具内水液，以免水液滴下造成皮肤烫伤。余同拔火罐法注意事项。

三、拔罐方法应用

1. 患者取舒适体位姿势，可根据施术部位选择坐位以及仰卧位、俯卧位、侧卧位等。

2. 确定施术部位，并将罐具吸拔于其上，具体方法同拔火罐或拔水罐。

3. 根据病情需要选择拔罐方法

（1）单罐法：根据病情需要选择适当口径的火罐。适用于病变部位明确、范围局限，或有固定压痛点的病症。

（2）多罐法：根据病变部位形态，吸拔数个罐具。适用于病变部位较多或选穴较多的病症，如腰肌劳损、神经肌肉组织疼痛、慢性软组织损伤等。

（3）闪罐法

1）将火罐吸拔在施术部位后立即取下。

2）再吸拔，再取下，反复拔取多次，至皮肤潮红或罐体底部发热为度。

3）适用于肌肉松弛、吸拔不紧，或留罐困难的部位，如风湿痹痛、中风后遗症，以及肌肤麻木、肌肉痿弱的病症。

（4）留罐法

1）拔罐后留置5~15分钟，使浅层皮肤和肌肉吸入罐内，轻者皮肤潮红，重者皮下瘀血紫黑。留罐时间久暂视拔罐反应与体质而定，肌肤反应明显、皮肤薄弱、老人与儿童留罐时间不宜过长。

2）留罐中，根据病情需要，可于皮肤垂直方向有节奏地轻提轻按（一提一按）罐体，或频频震颤罐具或摇晃罐体，或缓缓于水平方向顺时针与逆时针交替转动罐体。以增强刺激，提高治疗效果，但手法宜轻柔，以免肌肤疼痛或罐具脱落。

3）此法多用于深部组织损伤、颈肩腰腿痛、关节病变以及临床各科多种疾病。

（5）走罐法

1）选用口径较大、平滑较厚实的玻璃罐具，罐口涂抹润滑油。

2）在走罐所经皮肤上也要涂润滑油，并将罐吸拔好。

3）手握罐底，后边着力，前方稍提起，慢慢向前推动。

4）来回推动数次，至皮肤潮红为度。

5）适用于病变范围较广，肌肉丰厚而平整部位行罐，如背部脊柱两旁、下肢股四头肌处、腰骶部、腹部及肩关节等处，用于治疗急性热病、瘫痪麻木、风湿痹证、肌肉萎缩等病症。

（6）药罐法：是指拔罐配合药物的罐药并用法。

1）煮药罐法：将配好的中药装入布袋，扎紧袋口，放在清水中煮到适当浓度，再把药罐放药液内煮15分钟，吸拔方法同水罐。

2)贮药罐:在抽气罐内事先放入适量药液,再按抽气罐操作法拔罐。

(7)针罐法:指针刺与拔罐相配合的治疗方法。

1)选定穴位,并进行常规消毒。

2)在选定的穴位上施行针刺,待针刺得气后,将针留在原处。

3)以留针处为中心,拔上火罐。此法宜用于治疗风湿痹证。

(8)刺血拔罐法:即拔罐与刺血疗法配合应用的治法。

1)选定施术穴位,并将施术部位常规消毒。

2)用三棱针、皮肤针、粗毫针或注射针等,按照施术部位大小和出血量要求,点刺皮肤渗血,或挑刺皮下血络或纤维数根。

3)在施术部位上拔罐留罐,放出适量恶血,起罐后用消毒干棉球擦净血迹。

4)施术结束后,挑刺部用创可贴覆盖,1~2天伤口即愈。

5)此法适用于热证、实证、实寒证、瘀血证及某些皮肤病等,如各种急慢性软组织损伤、坐骨神经痛、哮喘,以及神经性皮炎、皮肤瘙痒症等。

【注意事项】

1. 拔罐时要选择适当体位和部位。多选肌肉丰满的部位。体位不当、移动;骨骼凹凸不平、毛发较多及大血管分布部位均不适用。

2. 拔罐时要根据所拔部位的面积大小而选择大小适宜的罐。操作时必须迅速,才能使罐拔紧,吸附有力。

3. 若烫伤或留罐时间太长而皮肤起水疱时,小水疱无需处理,仅敷以消毒纱布,防止擦破即可。水疱较大时,用消毒针将水放出,涂以甲紫药水,或用消毒纱布包敷,以防感染。

4. 皮肤有过敏、水肿、溃疡,不宜拔罐。高热抽搐者,以及孕妇的腹部、腰骶部位,亦不宜拔罐。

【思考题】

1. 发生晕罐情况,应该如何处理?
2. 拔火罐有几种操作方法?
3. 常用罐法有几种?分别是什么?如何进行操作?
4. 拔罐法的注意事项?

实训七 刮 痧 法

【实训内容】

刮痧法是指术者利用手或借助一定的器具(如牛角板、玉石板等),在人体的经络腧穴或特定部位的皮肤上进行反复刮、挤、揪、捏、刺等,使皮肤出现点状或斑状出血点,以达到预防和治疗疾病目的的一种疗法。常用操作方法包括持具操作和徒手操作。

本次实训主要学习持具操作的方法,包括直接刮法和间接刮法。通过本次学习,提高学生临床上刮痧实践操作能力。

【实训目的及意义】

1. 掌握　刮痧法的具体操作及其施术部位。
2. 熟悉　刮痧法的临床适应证和禁忌证。
3. 了解　刮痧常用器具及辅助材料。

【实训材料与对象】

1. 实训材料

(1)选择室温(20~25℃)且清洁安静的实训室,选取医用滑石粉为介质。

(2)准备实训物品,刮痧工具的材质不固定,形式多样,可选木制、角制及玉石类材料制成的刮痧板作为工具使用。刮痧使用的辅助材料目前常为活血通络酊、活血润肤脂、刮痧油、正红花油等。

2. 实训对象与分组方法

(1)将学生分为两人一组,一人模拟患者,一人为术者。

(2)刮痧前要选择适当的工具,刮痧板的边缘应当光滑,边角圆钝,厚薄适中。刮痧介质的选择种类繁多,应根据具体的辨证或部位的需求选择。如受术者气滞血瘀之象明显时,可配合具有活血化瘀、行气通络功效的介质,以增强疗效。

(3)刮痧前术者要做好患者的心理工作,使患者心情愉快、放松,并注意刮痧前后个人的卫生清洁,检查患者是否有刮痧的禁忌证。分别实施直接刮法、间接刮法的操作方法,完成后交换角色,再依次实践。

【实训步骤】

一、直接刮法

1. 患者取舒适体位姿势,可根据施术部位选择坐位以及仰卧位、俯卧位、侧卧位等。

2. 将患者体表均匀涂上刮痧介质后,术者用刮痧工具直接接触患者皮肤,在体表的特定部位反复进行刮拭,直到皮肤发红发紫或出现青紫红色的瘀斑痧点。

3. 本法多用于体质比较强壮而且病证又属于实盛者。

二、间接刮法

1. 患者取舒适体位姿势,可根据施术部位选择坐位以及仰卧位、俯卧位、侧卧位等。

2. 在患者要刮拭的部位上放一层薄布或棉纱物,然后再用刮痧工具在其上面进行刮拭,使其皮肤发红发紫或出现青紫红色的瘀斑痧点。

3. 本法在具有刮痧功效的同时,还具有保护皮肤的作用。主要用于儿童、年老体弱、高热、中枢神经系统感染、抽搐及某些皮肤病患者。

三、基本手法

1. 握持刮痧板的方法为单手握刮痧板,将板放置掌心,一侧由拇指固定,另一侧由示指与中指固定,也可由拇指以外的四指固定,利用腕力进行刮拭,刮痧板移动方向与皮肤之间的夹角以45°为宜,不宜角度过大或使用削铲之法。

2. 刮痧的基本手法

(1)轻刮法:指刮痧时刮痧板接触皮肤面积大,移动速度慢或下压刮拭力量小的一种方法。受术者多无疼痛或其他不适感觉,适用于儿童、妇女、年老体弱者或面部的保健刮拭。

(2)重刮法:指刮痧时刮痧板接触皮肤面积小,移动速度快或下压刮拭力量大的一种方法,以受术者能承受为度。这是针对骨关节软组织疼痛病症的一种方法,多适用于年轻人或体质较强壮者,或适用于脊柱背部两侧、下肢及骨关节软组织较丰满处。

(3)快刮法:指刮拭的次数在每分钟30次以上。力量较重者,多用于体质较强壮者,主要刮拭背部、下肢或疼痛较剧部位;力量较轻者,多用于体质较虚弱者,主要刮拭背腰部、胸腹部或下肢等部位。手法操作以受术者感觉舒适为度。

(4)慢刮法:指刮拭的次数在每分钟30次以内。力量较重者,主要刮拭腹部、骨关节或疼痛较明显部位;力量较轻者,主要刮拭背腰部正中、胸腹部或下肢内侧等部位。手法操作以受术者感觉舒适为度。

(5)直线刮法:亦称直板刮法,是指利用刮痧板的上下缘在体表进行直线刮拭,为刮痧疗法中常用的手法之一。施术者单手握板,用板薄的一面1/3或1/2与皮肤接触,使板与体表成45°,利用腕力下压并向同一方向直线刮拭,并刮拭一定的长度。该手法适用于体表比较平坦部位的经脉及穴位,如背部、胸腹部、四肢和头部。

(6)弧线刮法:是指刮拭方向呈弧线,刮拭后体表出现弧形的痧痕,操作时刮痧板应循行肌肉走向或骨骼结构特点而定。如胸部肋间隙、肩关节或膝关节周围多用此法。

(7)逆刮法:指刮拭的方向与常规的由上自下、由内到外的方向相反,即由下向上、由外及内进行刮拭的方法。多用于下肢静脉曲张、水肿或常规刮拭方法疗效不显的部位。逆刮法操作时应轻柔和缓,由近心端部位开始,逐渐延向远心端部位,达到促进静脉回流、减轻水肿或疼痛的效果。

(8)摩擦法:指用刮痧板的角、边或面与皮肤相贴或隔衣、布进行直线往返移动或有规律地旋转移动的刮拭方法,通过摩擦使皮肤产生热感并向深部渗透为宜。多适用于伴有如麻木感、凉感等感觉异常或隐痛的部位,如腹部、肩胛内角或腰部;亦可用于其他手法操作之前,作为辅助手法。

(9)梳刮法:指使用刮痧板或刮痧梳子由前额发际处及双侧太阳穴处向后发际做有规律地单方向刮拭手法。操作时,应使刮痧板或刮痧梳子与头皮成45°,轻柔和缓刮拭,如梳头状,故名。梳刮时力量适中,可逐渐加力,在穴位或痛点处可适当施以重刮、点压或按揉,具有醒神开窍、消除疲劳、安神助眠的作用。

(10)点压法:用刮痧板厚的边角与皮肤成90°垂直,力度应逐渐加重,以耐受为度,保持数秒后迅速抬起,重复操作5~10次。操作时要求动作灵活,力道应柔和,切忌使用暴力。此法适用于肌肉丰厚,力量不能深达或不宜直接刮拭的部位或骨关节的凹陷处,如环跳、委中、内外膝眼、阳陵泉、水沟等穴位或脊柱的棘突间凹陷处。

(11)按揉法:指用刮痧板在施术部位点压后做往复来回或顺逆旋转的手法,操作时刮痧板应紧贴不移,频率宜慢,控制在50~100次/分为宜。常用于经络腧穴处,如足三里、内关、涌泉等。

(12)角刮法:是指使用特制的角形刮痧板或刮痧板的棱角接触皮肤进行刮拭的手法。操作时动作灵活,不宜生硬,避免过分用力致使皮肤损伤。

(13)边刮法:指将刮痧板的两条长边棱与皮肤成45°进行刮拭,是常用的刮拭手法之一,适用于大面积部位如腹部、背部或下肢等。

【注意事项】

1. 刮痧后1~2天局部出现轻微疼痛、痒感等属正常现象；出痧后30分钟忌洗凉水澡；夏季出痧部位忌风扇或空调直吹；冬季应注意保暖。

2. 刮痧疗法具有严格的方向、时间、手法、强度和适应证、禁忌证等要求，如操作不当易出现不适反应，甚至病情加重，故应严格遵循操作规范或遵医嘱，不应自行在家中随意操作。

3. 有出血倾向、皮肤高度过敏、极度虚弱、严重心衰的患者均应禁刮或慎刮。

【思考题】

1. 刮痧的常用器具有哪些？
2. 刮痧有哪些基本手法？
3. 直接刮痧法与间接刮痧法适应证有哪些？
4. 刮痧的注意事项？

（滕秀英　唐　巍）

参考文献

[1]陈立典.传统康复方法学[M].北京：人民卫生出版社，2008.
[2]孙国杰.针灸学.上海：上海科学技术出版社，1997.
[3]朱运喜，刘文杰.实用针罐疗法[M].北京：人民卫生出版社，1996.
[4]高翔.拔罐疗法[M].北京：中国中医药出版社，2001.
[5]董勤，甘君学.针灸学[M].上海：上海中医药大学出版社，2006.
[6]宗士群.中医针灸与推拿技术[M].北京：人民军医出版社，2007.
[7]项平，王玲玲.中华针灸学[M].南京：江苏科学技术出版社，2004.

第三章 推拿疗法

实训一 揉法与㨰法

【实训内容】

本次实训主要学习揉法、㨰法的操作方法，通过本次实训的学习提高学生在临床上治疗运动功能、神经功能障碍类疾病的技能。

【实训目的与意义】

1. **掌握** 揉法、㨰法的操作方法及注意事项。
2. **熟悉** 揉法、㨰法的适用部位。
3. **了解** 揉法、㨰法的临床适应证。

【实训材料与对象】

1. **实训材料** 选择室温(20~25℃)且清洁安静的实训室，选取医用滑石粉为介质。
2. **实训对象与分组方法**

(1)学生两人为一组，一人为术者，一人模拟患者。

(2)推拿前患者首先要排空大、小便，穿好舒适的衣服，需要时可裸露部分皮肤，以利于术者推拿操作，根据术者推拿时所采用力的大小、方向、作用点、作用于患者的部位及患者的舒适度，合理安排患者体位。

(3)推拿前术者务必要修剪指甲，不戴手链、手表、戒指等硬物，避免划破患者的皮肤，并注意推拿前后个人的卫生清洁，并且在推拿前检查患者是否有实施推拿的禁忌证。

(4)分别依次实践揉法、㨰法的操作方法，完成后交换角色，再依次实践。

【实训步骤】

一、揉 法

以手掌大鱼际或掌根、全掌、手指螺纹面着力，吸定于体表施术部位上，做轻柔和缓的上下、左右或环旋动作，称为揉法。揉法适用于全身各部位，特别适用于腧穴处。主要用于头痛、眩晕、失眠、胸闷胁痛、脘腹胀痛、便秘、泄泻、各种软组织损伤、骨折后康复、小儿遗尿及术后等病症。

1. 揉法 可分为拇指揉法、中指揉法、三指揉法。

(1)拇指揉法

1)患者选取舒适放松的体位,并暴露施术部位。

2)术者以拇指螺纹面着力于施术部位,余四指置于相应的位置以支撑助力,腕关节微悬。

3)术者拇指及前臂部主动施力,使拇指螺纹面在施术部位上做轻柔的环旋揉动,频率为每分钟120~160次。

(2)中指揉法

1)患者选取舒适放松的体位,并暴露施术部位。

2)术者中指伸直,示指搭于中指远端指间关节背侧,腕关节微屈,用中指螺纹面着力于一定的治疗部位或穴位。

3)术者以肘关节为支点,前臂做主动运动,通过腕关节使中指螺纹面在施术部位上做轻柔的小幅度的环旋或上下、左右运动,频率每分钟120~160次。

(3)三指揉法

1)患者选取舒适放松的体位,并暴露施术部位。

2)术者以示、中、无名指并拢,三指螺纹面着力于一定的治疗部位或穴位。

3)术者以肘关节为支点,前臂做主动运动,通过腕关节使三指螺纹面在施术部位上做轻柔的小幅度的环旋或上下、左右运动,频率每分钟120~160次。

(4)指按法常和指揉法配合应用,可称为指按揉法。

2. 掌揉法 可分为大鱼际揉法、掌根揉法和全掌揉法。

(1)大鱼际揉法

1)患者选取舒适放松的体位,并暴露施术部位。

2)术者沉肩、垂肘,腕关节放松,呈微屈或水平状。

3)术者大拇指内收,四指自然伸直,用大鱼际附着于施术部位上。

4)以肘关节为支点,前臂做主动运动,带动腕关节摆动,使大鱼际在治疗部位上做轻缓柔和的上下、左右或轻度的环旋揉动,并带动该处皮下组织一起运动,频率每分钟120~160次。

(2)掌根揉法

1)患者选取舒适放松的体位,并暴露施术部位。

2)术者肘关节微屈,腕关节放松并略背伸,手指自然弯曲,以掌根部附着于施术部位。

3)以肘关节为支点,前臂做主动运动,带动腕及手掌连同前臂做小幅度的回旋揉动,并带动该处皮下组织一起运动,频率每分钟120~160次。

(3)全掌揉法

1)患者选取舒适放松的体位,并暴露施术部位。

2)术者以整个手掌掌面着力,附着于施术部位。

3)以肘关节为支点,前臂做主动运动,带动腕及手掌连同前臂做小幅度的回旋揉动,并带动该处皮下组织一起运动,频率每分钟120~160次。

(4)掌按法常与掌揉法配合应用,可称为掌按揉法。

【注意事项】

1. 腕部要放松,动作要灵活。

2. 压力要轻柔，要带动该处深层组织一起揉动，不能只行体表摩擦移动。

3. 行大鱼际揉法时，前臂要有推旋动作，腕部宜放松；行掌根揉法时，腕关节要略有背伸，松紧适度；行指揉法时，腕关节要保持一定的紧张度。

落枕，用拇指揉法按揉患侧颈项部；颈背痛，用拇指揉法按揉颈椎棘突两侧的肌肉、按揉颈后正中线，反复操作；肱骨外上髁炎，用缓和的拇指揉法按揉肘髎、曲池、手三里穴；肱二头肌短头肌腱损伤，用拇指揉法按揉肩前部压痛点处；脘腹胀痛者，用掌揉法揉腹部；腰椎间盘突出症者，用掌根揉法按揉患侧腰部、臀部及下肢外侧；胁胀者，用大鱼际揉法沿肋间隙操作；慢性腰痛者，用掌揉法揉肾俞、命门、志室、腰阳关等穴。

二、㨰 法

以第5掌指关节背侧吸定于体表施术部位，通过腕关节的屈伸运动和前臂的旋转运动，用小鱼际连同手背尺侧在施术部位上做持续不断地来回滚动，称为㨰法。㨰法是一指禅推拿流派的一种辅助手法。

㨰法的特点是压力大，接触面积大，对体表部位的滚动刺激呈轻重交替形式，刺激平和舒适。适用于头部、四肢、肩背部、腰臀部，主要用于头晕、头痛、健忘、失眠、多梦、胸闷、腹胀、四肢或颈肩腰背疼痛或肌肤麻木、风湿酸痛、麻木、外伤及脑血管疾病后而致的肢体瘫痪、运动功能障碍、痛经、月经不调等病症。

1. 小鱼际㨰法

(1)患者选取坐位或俯卧位，四肢放松。

(2)术者站在患者后外侧，腕关节放松，拇指自然伸直，余指屈曲如佛手状，以小鱼际掌背侧着力，吸定于施术部位，手背沿掌横弓排列呈弧面，使之形成滚动的接触面，以肘关节为支点，前臂做主动旋转运动。

(3)向内回滚时，前臂内旋，带动腕关节先伸腕，后逐渐转为向内旋转。

(4)向外滚动时，前臂外旋，带动腕关节先外旋，后逐渐转为曲腕状。

(5)腕关节屈伸的幅度应控制在120°范围内，即向内回滚约40°，向外滚动约80°，使小鱼际与手背部1/2面积依次移行于施术部位上。

(6)向外上30°~45°方向发力，在施术部位上做连续、有节律的往返滚动，频率为每分钟120~160次。

2. 掌指关节㨰法

(1)患者选取坐位或俯卧位，四肢放松。

(2)术者站在患者后外侧，以示指、中指、无名指、小指四指的掌指关节突起部分着力于施术部位。

(3)运用腕关节的往返摆动，使产生的功力持续作用于治疗部位上，频率为每分钟120~160次。

3. 拳㨰法

(1)患者选取坐位或俯卧位，四肢放松。

(2)术者站在患者后外侧，手呈半握拳状，以第2~4指第1节指背、掌指及指间关节背侧为着力面，进行往返㨰法操作，频率为每分钟120~160次。

【注意事项】

1. 术者手法吸定的部位应紧贴于体表,不可拖动、摆动或跳动。
2. 不可用掌指关节突起部过度碰触骨性突起部位。
3. 向外滚动和向内回滚时发力轻重之比为3∶1。
4. 手法的压力、频率和摆动幅度要均匀,尽可能增大腕关节的屈伸幅度,动作要协调而有节律。

头晕、头痛、健忘、失眠、多梦,可用㨰法在头部治疗;胸闷、腹胀,可用㨰法在胸椎两侧的膀胱经第一侧线施治;颈、肩、腰、背及四肢疼痛、麻木,可用㨰法在病变局部施治。

【思考题】

1. 向外滚动和向内滚动时发力的轻重比是多少?为何要如此分配?
2. 操作揉法时腕关节应何时紧张?何时放松?

实训二 擦法、搓法、推法、摩法、抹法

【实训内容】

本次实训主要学习擦法、搓法、推法、摩法、抹法的操作方法,通过本次实训的学习提高学生在临床上治疗运动功能、神经功能障碍类疾病的技能。

【实训目的与意义】

1. 掌握 擦法、搓法、推法、摩法、抹法的操作方法及注意事项。
2. 熟悉 擦法、搓法、推法、摩法、抹法的适用部位。
3. 了解 擦法、搓法、推法、摩法、抹法的临床适应证。

【实训材料与对象】

1. 实训材料 选择室温(20~25℃)且清洁安静的实训室,选取医用滑石粉为介质。
2. 实训对象与分组方法

(1)学生两人为一组,一人为术者,一人模拟患者。
(2)推拿前准备同本章实训一。
(3)分别依次实践擦法、搓法、推法、摩法、抹法的操作方法,完成后交换角色,再依次实践。

【实训步骤】

一、擦 法

用指或掌贴附于体表一定部位,做较快速地直线往返运动,使之摩擦生热,称为擦法。适用于全身各部。指擦法接触面较小,适于颈项、肋间等部位;掌擦法接触面大,适于肩背、胸腹部;大鱼际擦法适于四肢部,尤以上肢为常用;小鱼际擦法适于肩背、脊柱两侧及腰骶部。

擦法具有温经散寒、宽胸理气、止咳平喘、健脾和胃、行气活血、消肿止痛的作用,主要用于

呼吸系统、消化系统及运动系统疾病。如咳嗽、气喘、胸闷、慢性支气管炎、肺气肿、慢性胃炎、消化不良、不孕、阳痿及四肢伤筋、软组织肿痛、风湿痹痛等病症的早期康复治疗。

1. 患者选取舒适放松的体位，并暴露施术部位。

2. 术者腕关节伸直，用全掌或大鱼际或小鱼际或示指、中指、无名指和小指指面置于体表施术部位的皮肤，并稍微用力下压。

3. 以肩关节或肘关节为支点，前臂或上臂做主动运动，使手的着力部分在体表做均匀的上下或左右的往返摩擦运动，使施术部位产生一定的热量。

4. 用示、中、无名和小指指面着力摩擦的方法称指擦法。用全掌面着力摩擦的方法称掌擦法，用手掌的大鱼际着力摩擦的方法称大鱼际擦法，用小鱼际着力摩擦的方法称小鱼际擦法。

【注意事项】

1. 向下的压力不可过大，也不可过小。擦法操作时如压力过大，则手法重滞，且易擦破皮肤；如压力过小，则不易生热。

2. 擦动时用力要稳，施力要均匀连续，如拉锯状。运行的线路不可歪斜，如忽左忽右，滑来滑去则不易生热。

3. 小鱼际擦法、大鱼际擦法、掌擦法均以肩关节为支点，擦动的往返距离宜大。指擦法应以肘关节为支点，擦动的往返距离宜小，属于擦法中的特例。

4. 不可擦破皮肤。擦法除要掌握好手法动作要领，以免擦破皮肤外，为保护皮肤，还可使用润滑剂（如冬青膏、红花油、滑石粉等），既可保护皮肤，防止破皮，又可使擦的热度深透，提高手法效应。

5. 擦法操作完毕，不可在所擦之处使用其他手法，以免造成破皮。

6. 擦法以透热为度。擦法属于生热手法，应以术者感觉手下所产生的热量已传递至患者的体内，并与其体内之“热”相呼应为适宜尺度。

7. 不可隔衣操作，须暴露施术部位皮肤。

风湿痹痛和软组织损伤，常擦患处；消化不良、脘腹胀痛，常擦背部两侧膀胱经和足三里、上巨虚等穴；气喘、咳嗽、胸闷，常擦胸部和上背部；不孕症、阳痿、遗精，常擦肾俞、命门、志室、八髎等腧穴；胁肋胀痛，常擦两侧胁肋。

二、搓　法

用双手掌面夹住肢体，或以单手、双手掌面着力于施术部位，做交替搓动或往返搓动，称为搓法。可分为夹搓法和推搓法。夹搓法适于四肢部、胁肋部，以上肢最为常用。推搓法适于胁肋部、背部、腰部、骶部、臀部、下肢部。

搓法具有疏松肌筋，调和气血，解痉止痛及疏肝理气等作用，主要用于四肢关节运动障碍、关节活动不利、肌肉酸痛及胸胁损伤等病症的康复治疗，也可作为康复治疗其他疾病的辅助手法或结束手法使用。

1. 夹搓法

（1）患者取坐位或仰卧位，放松患肢。

（2）术者以双手的掌面夹住施术部位。

（3）术者以肘关节和肩关节为支点，前臂与上臂部主动施力，做相反方向的较快速搓动，并同时做上下往返移动。

2. 推搓法

(1)患者取坐位或仰卧位,放松患肢,暴露施术部位,便于操作为宜。

(2)术者以双手的掌面夹住施术部位。

(3)术者以肘关节为支点,前臂部做主动运动,使掌面在施术部位上做相反方向的较快速搓动,并同时做上下往返移动。

【注意事项】

1. 夹搓法双手用力要对称。

2. 推搓法搓动时掌面要紧贴体表,搓动的速度宜快。

四肢酸痛、关节活动障碍,可用夹搓法搓四肢部及病变的关节;腕管综合征,用夹搓法在腕关节处施治,常在腕掌部、腕关节分别配合擦法、摇法;肱骨内上髁炎,用夹搓法在肘部和前臂部治疗,常配合擦法擦肱骨内上髁及前臂屈肌群;肱二头肌长头肌腱腱鞘炎,用夹搓法在患侧肩部与上臂部治疗,常配合擦法、拨法以擦拨肱二头肌长头肌腱;颈背痛,用推搓法搓颈背部;腰骶部酸痛,用推搓法搓腰骶部。

三、推　法

以指、掌、拳或肘部着力于体表一定部位或腧穴上,做单方向的直线或弧形推动,称为推法。成人推法以单方向直线推为主,又称平推法。根据操作部位的不同,可分为指推法、掌推法、拳推法和肘推法。指推法多用于肩背、胸腹、腰臀及四肢;掌推法多用于肩背、胸腹、腰臀、下肢;拳推法多用于腰背部、下肢部;肘推法多用于腰背部脊柱两侧的膀胱经及臀部、大腿后侧。

推法具有祛风散寒,舒筋活络,消肿止痛的作用,主要用于头痛、头晕、失眠、胸闷胁胀、烦躁易怒、腹胀、便秘、腰腿痛、风湿痹痛、软组织损伤、局部肿痛等病症的后期康复。

1. 指推法　可分为拇指端推法、拇指平推法、三指推法。

(1)拇指端推法

1)患者取舒适放松的体位,并暴露施术部位。

2)术者以拇指端着力于施术部位或穴位上,余四指置于对侧或相应的位置以固定,腕关节略屈并向尺侧偏斜。

3)拇指及腕部主动施力,向拇指端方向呈短距离单向直线推进。

(2)拇指平推法

1)患者取舒适放松的体位,并暴露施术部位。

2)术者以拇指螺纹面着力于施术部位或穴位上,余四指置于其前外方以助力,腕关节略屈曲。

3)拇指及腕部主动施力,向其示指方向呈短距离、单向直线推进,在推进的过程中,拇指螺纹面的着力部分应逐渐偏向桡侧,且随着拇指的推进腕关节应逐渐伸直。

(3)三指推法

1)患者取舒适放松的体位,并暴露施术部位。

2)术者的示、中、无名三指并拢,以指端部着力于施术部位上,腕关节略屈。

3)前臂部主动施力,通过腕关节及掌部使示、中及无名三指向指端方向做单向直线推进。

2. 掌推法

(1)患者取舒适放松的体位,并暴露施术部位。

(2)术者以掌根部着力于施术部位,腕关节略背伸,肘关节伸直。

(3)术者以肩关节为支点,上臂部主动施力,通过肘、前臂、腕,使掌根部向前方做单方向直线推进。

3. 拳推法

(1)患者取舒适放松的体位,并暴露施术部位。

(2)术者手握实拳,以示、中、无名及小指四指的近侧指间关节的突起部着力于施术部位,腕关节挺劲伸直,肘关节略屈。

(3)以肘关节为支点,前臂主动施力,向前呈单方向直线推进。

4. 肘推法

(1)患者取舒适放松的体位,并暴露施术部位。

(2)术者屈肘,以肘关节尺骨鹰嘴突起部着力于施术部位,另一侧手臂抬起,以掌部扶握屈肘侧拳顶以固定助力。

(3)以肩关节为支点,上臂部主动施力,做较缓慢的单方向直线推进。

【注意事项】

1. 推进的速度宜缓慢,压力不可过重或过轻。

2. 不可推破皮肤。为防止推破皮肤,可使用冬青膏、滑石粉及红花油等润滑剂。

3. 不可歪曲斜推。

指部腱鞘炎,用拇指推法于掌指关节部行推法;桡骨茎突部狭窄性腱鞘炎,用拇指推法在桡骨茎突部行推法;肱骨内上髁炎,用拇指推法自肱骨内上髁沿尺侧屈腕肌行推法;胸闷,用掌推法在胸部横推,可配合指摩膻中穴、搓胁肋;脘腹胀痛,用掌推法直推或横推脘腹部,可配合掌揉腹部、掌摩腹部、指摩中脘穴;腰背酸痛,用掌推法直推或横推腰背部,可配合掌揉腰背部;腰背肌劳损、腰背部僵硬、风湿痹痛、感觉迟钝,用拳推法在脊柱两侧膀胱经、华佗夹脊穴行推法;下肢疼痛麻木,用掌推法直推下肢部,可配合拿法;顽固性腰腿痛、下肢麻木,用肘推法于腰椎两侧膀胱经、两下肢后侧行推法。

四、摩 法

用指或掌在体表做环形或直线往返摩动,称为摩法。摩法是最古老的推拿手法,消郁散结的作用较强,分为指摩法和掌摩法。适用于全身各部,以腹部应用较多。

摩法主要用于咳喘、胸闷、消化不良、脘腹胀痛、呃逆、泄泻、便秘、阳痿、遗精、早泄、痛经、月经不调、风湿痹痛、增生性关节炎、外伤肿痛。

1. 指摩法

(1)患者取舒适体位,暴露施术部位。

(2)术者腕关节微屈,掌指关节自然伸直,示、中、无名和小指并拢,以示、中、无名和小指指面附着于施术部位。

(3)术者以肘关节为支点,前臂主动运动,使指面随同腕关节做环形或直线往返摩动。

2. 掌摩法

(1)患者取舒适体位,暴露施术部位。

(2)术者腕关节略背伸,手掌自然伸直,将手掌平放于体表施术部位上。

(3)术者以肘关节为支点,前臂主动运动,使手掌随同腕关节连同前臂做环旋或直线往返摩动。

【注意事项】

1. 摩动的动作要轻柔,摩动的速度、压力宜均匀。

2. 临床一般以环摩应用较多,直摩应用相对较少。就环摩而言,传统以"顺摩为补,逆摩为泻",故虚证宜顺时针方向摩动,实证宜逆时针方向摩动。

胸闷,在膻中穴行指摩法;脘腹胀痛,在上脘、中脘、下脘穴行指摩法,在脘腹部行掌摩法;痛经、月经不调,可用指摩法在气海、关元、中极等穴施术;风湿痹痛、增生性关节炎,在患处行掌摩法。

五、抹 法

抹法指用单手或双手拇指螺纹面紧贴皮肤,做上下或左右或弧形曲线往返移动的一种推拿手法。分为掌抹法和指抹法。适用于颜面部、颈项部、胸腹部、腰背部。指抹法常用于头面及颈项部病症的后期康复治疗,掌抹法适用于胸腹部、腰背部的康复治疗。

抹法常为开始或结束手法。具有开窍镇静、醒脑明目、消食导滞、散瘀消肿之功效。主要用于头晕、头痛、感冒、失眠、健忘、眼花、近视、胸闷脘胀、面瘫、肢体麻木酸痛。

1. 指抹法

(1)患者取舒适的体位,暴露施术部位。

(2)术者用拇指指面着力,紧贴于皮肤,前臂发力,腕部与掌指关节活动。

2. 掌抹法

(1)患者取舒适的体位,暴露施术部位。

(2)术者用手掌或大小鱼际着力,紧贴于皮肤,腕部伸直,前臂发力,带动手掌抹动。

【注意事项】

1. 用力均匀柔和,动作宜平稳沉着,做到"轻而不浮,重而不滞"。

2. 使用抹法时,可在治疗部位涂上少许润滑剂以提高治疗效果。

感冒、头晕、头痛、失眠、健忘、眼花、近视,用指抹法在前额部、太阳穴、印堂施术;面瘫,用指抹法抹面部;手掌酸痛麻木,用指抹法抹整个手掌;胸闷脘胀,可在胸腹部行掌抹法。

【思考题】

1. 掌摩法和指摩法分别适用于什么部位?

2. 操作擦法时为什么要直线往返移动?

实训三 按法、点法、拿法、捏法

【实训内容】

本次实训主要学习按法、点法、拿法、捏法的操作方法,通过本次实训的学习提高学生在临床上治疗运动功能障碍类疾病的技能。

【实训目的与意义】

1. **掌握** 按法、点法、拿法、捏法的操作方法及注意事项。
2. **熟悉** 按法、点法、拿法、捏法的适用部位。
3. **了解** 按法、点法、拿法、捏法的临床适应证。

【实训材料与对象】

1. **实训材料** 选择室温（20~25℃）且清洁安静的实训室，选取医用滑石粉为介质。

2. **实训对象与分组方法**

（1）学生两人为一组，一人为术者，一人模拟患者。

（2）推拿前准备同本章实训一。

（3）分别依次实践按法、点法、拿法、捏法的操作方法，完成后交换角色，再依次实践。

【实训步骤】

一、按 法

以指或掌按压体表，称按法。按法具有刺激强而舒适的特点，易于被人接受。按法又常与揉法相结合，组成“按揉”复合手法。按法分为指按法和掌按法两种。指按法全身各部位均可应用，尤以腧穴处最为常用。指按法主要用于各种疼痛、哮喘、鼻塞、呃逆、便秘、肩周炎、颈椎病、腰椎间盘突出症、高血压、糖尿病、半身不遂、近视、痛经；掌按法多用于背腰部、骶部、下肢部。掌按法主要用于腰背下肢疼痛、倦怠无力、筋脉拘急、功能性脊柱侧突。

按法具有通经活络，安神止痛的作用，常用于头痛、腰背痛、下肢痛等各种痛症的康复治疗，风寒感冒等病症。

1. **指按法**

（1）患者取舒适体位，暴露施术部位。

（2）术者以拇指螺纹面着力于施术部位，余四指张开，置于相应位置以支撑助力，腕关节屈曲40°~60°。拇指主动用力，垂直向下按压。当按压力达到所需的力度后，要稍停片刻，即所谓的“按而留之”，然后松劲撤力，再做重复按压，使按压动作既平稳又有节奏性。

2. **掌按法**

（1）患者取舒适体位，暴露施术部位。

（2）术者腕关节背伸，以单手或双手掌面置于施术部位。

（3）以肩关节为支点，利用身体上半身的重量，通过上臂、前臂传递到手掌部，垂直向下按压，用力原则同指按法。

【注意事项】

1. 按压的方向要垂直向下。

2. 指按法接触面积较小，刺激较强，常在按后施以揉法，有“按一揉三”之说，即重按一下，轻揉三下，形成有规律的按后予揉的连续操作手法。

3. 按法切勿突施暴力。不论指按法还是掌按法，其用力原则均是由轻而重，再由重而轻，手法操作忌突发突止，暴起暴落，同时一定要注意患者的骨质情况，诊断必须明确，以避免造成骨折。

4. 按压的动作要平稳、缓慢而有节奏。

肩周炎，用拇指按法在肩髃、肩髎、肩井、肩贞、天宗穴治疗；腰椎间盘突出症，用拇指按法在病变节段对应的背俞穴和华佗夹脊穴治疗；眩晕，用拇指按法按印堂、本神、鱼腰、攒竹、四白、百会、太阳、四神聪穴；糖尿病，用拇指按法按曲池、足三里、三阴交等穴；心悸，用拇指按法按百会、内关穴；胃痛，用拇指按法按内关、合谷、梁丘、足三里穴；失眠，用中指按法按攒竹、鱼腰、印堂、百会、安眠穴；呃逆，用掌按法在患者背部正中及膀胱经施用；髂腰韧带损伤，用深沉缓慢的掌按法按腰骶部；性冷淡症者，用掌按法按大腿内侧肌肉；阳痿，用中指按法按任脉气海、关元、中极等穴；腰背下肢疼痛、筋脉拘急，可用掌按法在腰背部、下肢后侧治疗；风寒感冒，可在背部膀胱经施用掌按法，并配合使用擦法。

二、点　　法

用指端或屈曲的指间关节部着力于施术部位，持续地进行点压，称为点法。点法主要包括拇指端点法、屈拇指点法和屈示指点法等。临床以拇指端点法常用。适用于全身各部位，尤其适用于全身阳经穴位及阿是穴。

点法具有着力点小、刺激强、操作省力等特点。点法主要用于各种疼痛、哮喘、鼻塞、呃逆、便秘、肩周炎、颈椎病、腰椎间盘突出症、高血压、糖尿病、半身不遂、近视、痛经等疾病的康复治疗。

1. 拇指端点法

(1)患者取舒适体位，暴露施术部位。

(2)术者手握空拳，拇指伸直并靠贴于示指中节的桡侧，以拇指指端着力，垂直向下点压体表一定的腧穴或施术部位。

(3)术者前臂与拇指主动发力，进行持续点压。

(4)或一手的拇指伸直，以拇指指端着力，垂直向下点压体表的腧穴或施术部位进行持续点压。

2. 屈拇指点法

(1)患者取舒适体位，暴露施术部位。

(2)术者屈曲拇指，其余四指相握，用拇指指间关节桡侧点压腧穴或施术部位。

(3)术者用拇指指端抵于示指中节桡侧缘以助力。

(4)术者前臂与拇指主动施力，进行持续点压。

3. 屈示指点法

(1)患者取舒适体位，暴露施术部位。

(2)术者屈曲示指，其余手指相握，用示指第1指间关节突起部着力于腧穴或施术部位。

(3)术者以拇指末节尺侧缘紧压示指指甲部以助力。

(4)术者前臂与示指主动施力，进行持续点压。

【注意事项】

1. 用力大小以患者能耐受为度，不可突施暴力或蛮力。

2. 点按时用力要由小到大，点按结束时也要逐渐放松，不要突然将手抬起。

3. 对年老体弱、久病虚衰的患者不可施用点法，尤其是心功能较弱的患者应忌用。

4. 点拨后宜用揉法，以避免气血积聚及点法所施部位或穴位的局部软组织损伤。

痰浊头痛，用拇指点法在太阳、头维、印堂、三焦俞、脾俞、胃俞、中脘、足三里、丰隆穴等腧穴点按；胆绞痛，用拇指点法于胆囊穴重刺激2~3分钟，然后在背部压痛点重刺激2~3分钟；胃痛寒邪犯胃证者，用较重的拇指端点法在脾俞、胃俞、梁丘穴处治疗；失眠痰热内扰证者，用拇指端点法在神门、丰隆、内关、足三里、三阴交等腧穴点按；腹痛，可用屈拇指点法在天枢、足三里、上巨虚等腧穴点按；呃逆气郁痰阻证者，用屈示指点法在内关、足三里、丰隆等腧穴点按；颈椎病、颈背痛，可用屈拇指点法在颈椎两侧点按；风寒感冒，可用屈拇指点法在背部膀胱经点按；第三腰椎横突综合征者，用屈示指点法在肾俞、大肠俞、委中、环跳、阳陵泉等腧穴点按；梨状肌综合征者，用屈示指点法在环跳、承扶、阳陵泉、委中、承山等腧穴点按。

三、拿　法

用拇指和其余手指相对用力，提捏或揉捏肌肤，称为拿法。拿法可单手操作，亦可双手同时操作。根据拇指与其他手指配合数量的多少，而有三指拿法、五指拿法等名称。适用于颈项部、肩部、四肢部和头部等。

拿法具有松肌疏筋，行气活血的作用。临床上主要用于头晕、头痛、颈椎病、肩周炎等疾病的康复治疗。

1. 患者取坐位或俯卧位，身体放松。

2. 术者站在患者外侧，以拇指指面和其余手指指面相对用力，捏住施术部位的肌肤并逐渐收紧、提起，腕关节放松。

3. 术者以拇指同其他手指的对合力进行轻重交替、连续不断地提捏并施以揉动。

【注意事项】

1. 拿法动作要灵活，连续不断而有节奏。

2. 拿法要用指面着力，而不用指端着力。

3. 初习者不可用力久拿，以防伤及腕部与手指的屈肌肌腱及腱鞘。

落枕，用拿法拿颈项部；颈背痛者，用五指拿法拿颈椎棘突两侧的肌肉，从上而下操作，自风池穴的高度到大椎穴水平，反复操作；神经根型颈椎病，用拿法拿患侧上肢；冈上肌肌腱炎，用拿法拿肩井穴及肩关节周围；肱二头肌长头肌腱腱鞘炎，用拿法在肩部沿三角肌向下经上臂到肘部进行治疗，重点在三角肌前部、肱二头肌、肘部桡骨粗隆部；肱骨外上髁炎，用轻快的拿法沿桡侧伸腕肌往返操作；尺骨鹰嘴滑囊炎，用轻快的拿法在肱三头肌处治疗，重点在肱三头肌近尺骨鹰嘴部的肌腱。

四、捏　法

用拇指和其他手指在体表施术部位对称性地挤压，称为捏法。捏法可单手操作，亦可双手同时操作。根据拇指与其他手指配合的数目，可分为三指捏法、五指捏法等。适用于头部、颈项部和四肢部。

捏法具有舒筋通络，松肌解痉，行气活血的作用，主要用于颈椎病、疲劳性四肢酸痛、肌肤不适等病症的康复治疗。

1. 患者取坐位或俯卧位，身体放松。

2. 术者站在患者外侧,用拇指和示指、中指的指面,或用拇指和其余四指的指面相对夹住病损部位或特定腧穴。

3. 术者相对用力挤压,随即放松。

4. 术者再用力挤压、放松,重复以上动作,并循序移动。

【注意事项】

1. 不要用指端着力。如以指端着力就会失去挤压的力量。

2. 用力要由小到大,用力的大小以患者能够忍受为度。

肩周炎,用捏法捏肩部;疲劳性四肢酸痛,用捏法捏四肢肌肉;颈椎病,用捏法自两侧风池穴向下捏至颈根部。

【思考题】

1. 几种点法的操作方法有何不同?

2. 三指捏法和五指捏法有何不同,分别适用于什么部位?

实训四 振动类手法

【实训内容】

振动类手法是以较高的频率进行节律性的轻重交替振抖运动,持续作用于人体,使受术部位产生振动的手法,称振动类手法。常用振动类手法包括抖法、振法、颤法、摇法等。

本次实训主要学习抖法、摇法的操作方法,通过本次实训的学习,提高学生在临床上治疗关节活动障碍类疾病的技能。

【实训目的及意义】

1. **掌握** 抖法、摇法的操作方法及注意事项。

2. **熟悉** 抖法、摇法的适用部位及特点。

3. **了解** 抖法、摇法的功效主治及临床适应证。

【实训材料及对象】

1. **实训材料** 选择室温(20~25℃)且清洁安静的操作室,选用医用滑石粉为介质。

2. **实训对象与分组方法**

(1)学生两人为一组,一人为术者,一人模拟患者。

(2)推拿前准备同本章实训一。

(3)分别依次实践抖法、摇法的操作方法,完成后交换角色,再依次操作。

【实训步骤】

一、抖　　法

用双手或单手握住患者肢体远端,做小幅度的上下连续抖动,称为抖法。抖法适用于肩部、腰部、髋部。其特点为施术于肢体远端，效应产生于近端。主要用于疲劳性四肢酸痛、肩臂活动不利、肩臂酸痛、腰腿痛。

1. 肩部抖法

(1)患者取坐位，肩臂放松。

(2)术者站在患者前外侧，使患者肩关节外展，双手握住患者腕部将患肢抬起60°左右。

(3)在牵引的情况下，做连续的小幅度的上下抖动，使抖动上传至肩关节，频率控制在250次/分。

2. 腰部抖法

(1)受术者取俯卧位。

(2)助手牵持受术者腋下以固定。施术者双手托住受术者两个踝关节，两臂伸直，身体后仰，与助手相对用力。

(3)牵引受术者的腰部，待受术者腰部放松后，施术者身体先向前，然后身体后仰，瞬间用力，上下抖动，带动腰部大幅度的抖动。如此反复操作3~5次。

3. 髋部抖法

(1)患者仰卧位，下肢伸直放松。

(2)术者站在患者正前方，双手分别握住其两踝部，并将其抬高30°左右。

(3)拔伸牵引后，在维持牵引的情况下，做连续的小幅度的上下抖动，频率控制在100次/分。也可两侧下肢轮流抖动。

【注意事项】

1. 肩部抖法

(1)患肩于外展位抖动效果最好。

(2)抖动过程中，宜配合牵引法进行操作。

(3)抖动时必须做到连续、小幅度、快速、均匀。

(4)抖动过程中可瞬间加大抖动幅度，但不加大牵引力。

(5)抖动后有部分受术者感到腕关节疼痛(这是因为韧带或关节囊被卡压在腕骨间所致)，此时施术者两手分别握住受术者前臂的下段和手，相对用力牵拉腕关节，然后缓慢松开即可。

(6)对于年老体弱的受术者，可仰卧进行操作。

2. 腰部抖法

(1)施术者与助手牵引受术者腰部时，受术者的下肢与床面的角度不要太大。

(2)待受术者放松后，再发力上下抖动数次。

(3)注意发力的时机，并且要连续抖动数次。

3. 髋部抖法

(1)先牵引后抖动，抖动要连续。

(2)抖动过程中，施术者两前臂应伸直，身体略后仰以利于发力。

(3)有习惯性肩、肘、腕关节脱位者禁用抖法。

神经根型颈椎病，常用抖法抖动患侧上肢；肩部抖法主要用于松解肩关节的粘连，恢复肩关节的外展功能，治疗肩周炎的外展受限；腰部抖法有加大椎间隙，调整腰椎椎间关节的关系的作用，多用于急慢性损伤导致的椎间关节紊乱的治疗，如急性腰椎椎间关节紊乱症、腰椎间盘突出症等;髋部抖法主要增加髋关节活动度,用于治疗髋关节活动功能受限。抖法常与搓法配合作为四肢推拿治疗的结束手法,具有加大关节间隙,缓解关节周围肌肉的紧张痉挛,滑利关节、舒松肌筋、行气活血的作用。

二、摇 法

摇法是指被动运动关节,使关节作环转运动的方法,通常关节在两个或两个以上轴向上运动,又称盘法或旋法。其特点为沿关节两个轴同时运动。各部位的关节均可进行摇法操作,根据其应用部位可分为:肩关节摇法、肘关节摇法、腕关节摇法、掌指关节摇法、颈项部摇法、腰部摇法、髋关节摇法、踝关节摇法。前臂部摇法实为前臂的旋转及腕肘关节屈伸的复合运动,常被称为肘关节摇法。膝部摇法实为膝关节屈伸及髋关节内外旋转的复合运动。

1. 颈项部摇法 适用于颈项部,可增加颈部活动范围,主要用于治疗颈椎病、落枕。

(1)患者取坐位,颈项部放松。

(2)术者站在患者的后外侧,一手扶住受术者的后枕部,另一手托住受术者的下颌。

(3)双手协调并向相反方向用力,使颈项部按顺时针或逆时针的方向由前屈位渐渐转至后仰位,做缓慢的环形摇转,并使其摇动的范围逐渐加大,反复数次。

2. 肩关节摇法 适用于肩关节,可恢复肩关节正常运动范围,治疗肩周炎及创伤后因固定导致的肩关节粘连。

(1)握手摇肩法

1)患者取坐位,患肢放松,自然下垂。

2)术者站在其侧面,一手扶住患者肩关节的上部,用与患肢同侧的手与患侧手部相握。

3)稍微用力将患肢牵直后,做肩关节顺时针或逆时针方向小幅度的摇转活动。

(2)托肘摇肩法

1)患者取坐位或站立位,患侧肩部放松,肘关节自然屈曲。

2)术者站在患者侧面,一手扶住患者肩关节的上部,用与患肢同侧的手托起患肢肘部,使患侧前臂放在术者前臂上。

3)然后以肩关节为支撑点,使肩关节沿前下⇨前上⇨后上⇨后下⇨前下的方向或相反方向摇动,并使其摇动的范围逐渐加大。

(3)大幅度摇肩法

1)患者取坐位,患肢放松,自然下垂;术者站在患者侧面,两手掌相对,托住患者腕部。

2)先将患肢慢慢向前上方托起,然后位于下方的手顺时针翻掌,当患肢前上举至160°时,术者一手虎口向下握住腕部,另一手由腕部向下滑移到肩关节上部。

3)此时按于肩部之手将肩部略向下向前按,握腕之手则略上提,使肩关节充分伸展,随即使肩关节向前做大幅度的摇转,向后摇转时两手动作正好相反。

3. 肘关节摇法 适用于肘关节,主要用于肘关节扭伤、肘关节活动受限。

(1)患者坐位,肘屈曲45°左右。

(2)术者用一手握住肘关节,另一手握住腕部。

(3)然后协调用力,使肘关节做顺时针、逆时针方向的旋前及旋后环转摇动。

4. 腕关节摇法 适用于腕关节,腕关节摇法可恢复腕关节旋转功能,用于腕部伤筋和前臂下段或腕部骨折致腕部运动功能受限的治疗。

(1)患者坐位,腕关节放松,自然下垂。

(2)术者一手握住腕关节近端,另一手五指与受术者的五指交叉握住。

(3)在轻度拔伸的情况下,充分做腕关节背伸⇨尺偏⇨屈曲⇨桡偏摇动,重点在功能受限区域进行操作,摇动的范围要逐渐加大。

5. 掌指关节摇法 掌指关节摇法适用于掌指关节,主要用于掌指关节扭伤、屈指腱鞘炎等。患者取坐位,患肢放松,自然下垂。

(1)患者坐位,手指放松,术者一手握住手掌,另一手捏住患指。

(2)在轻度拔伸的情况下做掌指关节顺时针及逆时针方向的环转摇动。

6. 腰部摇法 适用于腰部,腰部摇法可增加腰部活动范围,用于治疗腰部软组织损伤引起的腰部活动功能受限,如急性腰肌损伤、腰椎间盘突出症。

(1)方法一

1)患者俯卧位,躯体放松,下肢伸直。

2)术者站在患肢外侧,用一手掌按压住患者腰部,另一手前臂托于患者双下肢膝关节近端。

3)将双下肢缓慢抬起,然后做顺时针及逆时针方向的缓慢摇动。

(2)方法二

1)受术者坐于床边,一助手双手按压受术者的大腿以固定,施术者立于受术者背后,双手从腋下穿过抱住受术者。

2)然后环旋摇动受术者的腰部,并使其摇动的范围逐渐加大。

(3)方法三

1)受术者站立,弯腰扶住床边;施术者站在受术者的侧后方,一手扶住受术者的腹部,另一手扶住受术者的腰部。

2)两手相对用力,环旋摇动受术者的腰部,并使其摇动的范围逐渐加大。

7. 髋关节摇法 适用于髋关节,髋关节摇法可增加髋关节活动范围,治疗髋关节活动功能受限,还可用于治疗小儿髋关节一过性滑膜炎。

(1)患者仰卧位,患肢屈膝屈髋。

(2)术者站在患者患侧,一手扶住患肢膝关节,另一手握住患者踝关节。

(3)先使膝关节屈曲,同时使患侧髋关节外展、外旋至最大限度,然后使髋、膝关节极度屈曲,再使髋关节极度内收、内旋,最后伸直患侧下肢。做髋关节顺时针及逆时针方向的缓慢摇动。

8. 膝关节摇法 适用于膝关节,可加大膝关节屈伸运动的幅度。

(1)方法一

1)患者取仰卧位,下肢自然伸直。

2)施术者站在患侧,一手扶膝,一手托踝,环旋摇动膝关节。

(2)方法二

1)受术者取俯卧位。

2)施术者站在受术者的侧方,一手扶受术者大腿后侧,另一手握住受术者的足跟部或小腿下段,环旋摇动受术者的膝关节。

9. 踝关节摇法 适用于踝关节,可加大踝关节运动的幅度,主要用于踝关节酸痛、扭伤、活动受限。

(1)患者仰卧位,下肢自然伸直。

(2)术者坐在或站在患肢足端,术者一手托患者的足跟部,另一手握患者的前足部。
(3)稍微用力做下肢的拔伸,在拔伸的同时做踝关节顺时针及逆时针方向的缓慢摇动。

【注意事项】

摇法操作应在关节生理活动范围内进行,由小逐渐增大。动作要和缓,速度宜慢,用力要稳。

1. 颈部摇法

(1)摇动时速度宜慢不宜快,以免引起受术者头晕。
(2)摇动的幅度不宜过大,仅在受限区域内摇动即可。
(3)对于眩晕的受术者慎用。
(4)摇动时应嘱受术者睁开双眼以避免头晕。

2. 腰部摇法

(1)腰部摇法幅度宜大,速度宜慢。
(2)摇动过程中应使受术者腰部充分活动。

3. 肩部摇法

(1)方法一中施术者腹部应顶住受术者背部,以使受术者身体固定。
(2)摇动的方向应为前下⇨前上⇨后上⇨后下⇨前下。
(3)摇肩时以托肘之手运动为主。
(4)托肘摇时应适当控制前臂,避免在摇动过程中前臂屈伸,影响操作。
(5)摇动过程中应使肩关节充分活动,且摇动的范围应在受限的区域内从小到大。

4. 前臂部摇法 摇动的范围要逐渐加大,重点在功能受限区域进行操作。

5. 腕部摇法 摇动的范围要逐渐加大,充分做腕关节背伸⇨尺偏⇨屈曲⇨桡偏。重点在功能受限区域进行操作。

6. 髋部摇法 在整个摇动过程中,施术者始终不将患肢拿起,而使患肢尽量贴在床面上,并用推的力量使患肢运动,最后运用下肢自身重量使患肢从内收、内旋位伸直并回置床上。对于髋关节周围的骨折后遗症所导致的髋关节功能障碍,摇动范围应适当,避免强力牵拉摇动而再次发生骨折。

7. 小腿部摇法 摇动的范围要逐渐加大。以足跟作为参照,建议摇动的方向为向对侧⇨向上⇨向施术者侧⇨向下。对于膝关节周围的骨折后遗症所导致的膝关节功能障碍者,摇动范围应适当,避免强力牵拉摇动而再次发生骨折。

8. 踝部摇法 摇动的范围要逐渐加大。对于踝关节周围的骨折后遗症导致的踝关节功能障碍,摇动范围应适当,避免强力牵拉摇动而再次发生骨折。

【思考题】

各种摇法的操作方法有何不同?

实训五 叩击类手法

【实训内容】

用手掌、拳背、手指、手掌侧面或借助桑枝棒击打受术者体表,称叩击类手法。叩击类手法包括拍法、击法、叩法、啄法。

本次实训主要学习拍法的操作方法，通过本次实训的学习提高学生在临床上治疗神经、肌肉功能减退类疾病的技能。

【实训目的及意义】

1. **掌握** 拍法的操作方法及注意事项。
2. **熟悉** 拍法的适用部位及特点。
3. **了解** 拍法的功效主治及临床适应证。

【实训材料及对象】

1. **实训材料** 选择室温（20~25℃）且清洁安静的操作室，选用医用滑石粉为介质。
2. **实训对象及分组方法**

（1）学生两人为一组，一人为术者，一人模拟患者。

（2）推拿前准备同本章实训一。

（3）分别依次实践拍法的操作方法，完成后交换角色，再依次实践。

【实训步骤】

拍法

用虚掌拍打受术者体表的方法，称拍法。适用于胸部、腹部、肩背部、腰部、骶部、臀部、上下肢部。作用于背部可祛痰止咳；作用于腰骶部时可治疗部分腰痛、痛经等病症。作用于四肢主要作用为放松。本法施术时受术者有较强的振击感，主要用于腰椎间盘突出症、腰肌劳损、腰背筋膜炎等。

1. 患者仰卧或俯卧位，肩臂放松，术者站在患者外侧，五指自然屈曲并拢，掌心空虚。
2. 以前臂带动腕关节自由屈伸，指先落，腕后落；腕先抬，指后抬，用虚掌有节奏地拍击患者病损部位的表面皮肤，拍击时常可以听到清脆的响声。
3. 可以单手拍打，亦可双手交替拍打。

【注意事项】

1. 应虚掌拍打受术者体表，以免产生疼痛。
2. 腕、肘关节要自由屈伸。
3. 在背部施用拍法时应嘱受术者坐位，施术者单手施术。在腰骶部操作时，施术者应双手交替施术，且尽量拍打在腰骶部正中。
4. 以放松为目的的拍法操作时应在施术部位广泛施术。

【思考题】

行拍法时，为何要用虚掌？

实训六 运动关节类手法

【实训内容】

本次实训主要学习扳法、拔伸法、拨法的操作方法，通过本次实训的学习，提高学生在临床上治疗关节活动障碍类疾病的技能。

【实训目的及意义】

1. **掌握** 扳法、拔伸法、拨法的操作方法及注意事项。
2. **熟悉** 扳法、拔伸法、拨法的适用部位及特点。
3. **了解** 扳法、拔伸法、拨法的功效主治及临床适应证。

【实训材料及对象】

1. **实训材料** 选择室温（20~25℃）且清洁安静的操作室，选用医用滑石粉为介质。

2. **实训对象及分组方法**

（1）学生两人为一组，一人为术者，一人模拟患者。

（2）推拿前准备同本章实训一。

（3）分别依次实践扳法、拔伸法、拨法的操作方法，完成后交换角色，再依次实践。

【实训步骤】

一、扳　法

被动运动关节，在关节最大运动范围的基础上，再稍加大关节运动幅度的方法，称扳法。扳法主要用于脊柱及四肢关节病变及外伤后关节功能障碍等病症，多用于调整脊柱位置和四肢关节的运动幅度，手法力直接作用关节，使用时须谨慎，严格掌握适应证。扳法是正骨推拿流派的主要手法。

1. **颈部斜扳法** 适用于颈部，可调整颈椎椎间关节的紊乱，治疗颈椎病、落枕、寰枢椎半脱位及颈部扭伤所致椎间关节紊乱症。可分为颈椎定位旋转扳法、颈部侧扳法、颈部仰卧位扳法。

（1）颈椎定位旋转扳法

1）以棘突向右偏为例。受术者取坐位。施术者站于受术者右后方，用左手拇指顶住偏歪棘突的右侧。

2）先使受术者头部前屈至要扳动椎骨的棘突开始运动时，再使受术者头向左侧屈、面部向右旋转至最大限度，然后施术者用右手托住受术者下颌。

3）待受术者放松后，做一个有控制的、稍增大幅度的、瞬间的旋转扳动，同时左手拇指向左推按偏歪的棘突，听到弹响即表明复位。亦可用肘夹住受术者下颌做此扳法。

（2）颈部侧扳法

1）以头向右侧屈受限为例。受术者取坐位。施术者站在受术者的左侧，以右肘压受术者的左肩。

2)右手从受术者头后钩住受术者的颈部,左手置于受术者头侧(左耳上方)。先使受术者头右侧屈至最大限度。

3)然后瞬间用力,加大侧屈 5°~10°,随即松手。

(3)颈部仰卧位扳法

1)以棘突向左偏歪为例,受术者取仰卧位。

2)施术者双手置于受术者颈后,以一手示、中两指按于偏歪的棘突,然后使受术者颈部前屈,至要扳动的椎骨棘突开始运动时。

3)再使受术者的颈部向左旋转至最大限度,并做一个有控制地、稍增大幅度地、瞬间地旋转扳动,听到弹响即表明复位。

2. 寰枢关节扳法 适用于颈部,主要用于寰枢关节半脱位。

(1)患者坐于矮凳上,颈项部放松,头部微微前倾;术者站在患者侧后方,一手拇指按住患者第二颈椎棘突,另一手以肘部托住其下颌部,手掌绕至对侧耳后扶住其枕骨部。

(2)逐渐用力将颈椎向上拔伸,在拔伸的基础上同时使颈椎向患侧旋转。

(3)当遇到阻力时做一个突然地、稍微增大幅度地扳动,顶住棘突的拇指也同时用力,此时常可以听到弹响声,拇指下可感觉到棘突跳动。

3. 胸部扳法 适用于胸部,胸部扳法可调整胸椎椎间关节和肋椎关节的紊乱,治疗胸肋损伤,对因胸椎椎间关节紊乱导致的消化系统及心血管疾病也有很好的治疗作用。可分为扩胸牵引扳法、胸椎对抗复位法、胸椎后伸扳肩法、胸部提抖法、仰卧位胸椎整复法。

(1)扩胸牵引扳法

1)受术者取坐位,两手交叉扣住置于颈部。

2)施术者站在受术者身后,用一侧膝关节顶住偏歪的棘突,用两手托住受术者两肘。

3)施术者膝关节向前顶,两手向后上托至最大限度,嘱受术者头后伸,待受术者放松后,瞬间用力,听到弹响即表明复位。

(2)胸椎对抗复位法一

1)受术者取坐位,两手交叉扣住置于颈部。

2)施术者站在受术者身后,用一侧膝关节顶住偏歪的棘突,施术者两手从受术者上臂之前绕至前臂之后,并且握住前臂的下段。

3)施术者膝关节向前顶,两前臂及手向后上方提拉,至最大限度时,瞬间用力,听到弹响即表明复位。

(3)胸椎对抗复位法二

1)受术者坐于床上,两手交叉扣住置于颈部。

2)施术者一侧膝关节跪于床上,另一侧膝关节顶住偏歪的棘突,施术者两手从受术者上臂之前绕至前臂之后,并且握住前臂的下段。

3)施术者膝关节向前顶,两前臂及手向后上方提拉,至最大限度时,瞬间用力,听到弹响即表明复位。

(4)胸椎对抗复位法三

1)受术者站立,两手交叉叩住置于颈后,两肘置于胸前。

2)施术者站于受术者身后,胸部顶住受术者背部,两手置于受术者两肘前下方并将受术者抱紧。

3)待受术者放松后施术者两手向后上方用力,听到弹响即表明复位。

(5)胸椎后伸扳肩法

1)以棘突向左偏为例。受术者取俯卧位。

2)施术者站在受术者的左侧,以右手掌根顶住偏歪棘突的左侧,左手置于右肩前。

3)两手相对用力,使背部后伸并且旋转,至最大限度时,两手瞬间用力,听到弹响即表明复位。

(6)胸部提抖法

1)受术者取坐位,两手交叉扣住置于颈后。

2)施术者站在受术者身后,胸部顶住受术者背部,两上肢从上臂之前绕至颈后,并且交叉扣住置于受术者颈后。

3)先环旋摇动受术者,待受术者放松后,施术者两上肢迅速向后上方提拉,同时施术者胸部向前顶,听到弹响即表明复位。

(7)仰卧位胸椎整复法

1)受术者先坐于床上,两臂交叉置于胸前。

2)施术者一手半握拳,置于受术者偏歪棘突的两侧,然后使受术者逐渐仰卧于床上。

3)施术者胸部抵住受术者两臂,并嘱受术者呼气,在呼气末瞬间按压,听到弹响即表明复位。

4. 腰部斜扳法 适用于腰部,腰部扳法可纠正腰椎椎间关节紊乱。其中腰部侧扳法、腰部后伸扳腿法、腰部后伸扳肩法又称为"腰部三扳法",是治疗腰椎间盘突出症的重要手法。凡各种急慢性损伤导致腰椎椎间关节紊乱者,本类手法均有效。可分为腰部侧扳法、腰部后伸扳腿法、腰部后伸扳肩法、腰椎定位旋转扳法、直腰旋转扳法。

(1)腰部侧扳法

1)受术者取健侧卧位,健侧下肢伸直在下,患侧下肢屈曲在上,健侧上肢置于胸前,患侧上肢置于身后。

2)施术者站在受术者腹侧,一手置于患侧肩前,另一上肢的前臂尺侧置于受术者臀后。

3)施术者两手相对用力并逐渐加大受术者腰部旋转角度,至最大限度时,瞬间用力,加大旋转的角度,听到弹响即表明复位。

(2)腰部后伸扳腿法

1)受术者取俯卧位;施术者站在受术者侧方,一手置于对侧大腿下段的前外侧,另一手按压受术者腰骶部。

2)两手相对用力,使受术者腰部后伸至最大限度后,瞬间用力,加大后伸5~10°。

(3)腰部后伸扳肩法

1)以棘突向左偏为例。受术者取俯卧位;施术者站在受术者的左侧,右手顶住偏歪(胸腰段)棘突的左侧并向右方推;左手置于右肩前。

2)两手相对用力,使受术者腰部后伸至最大限度,待受术者腰部放松后,施术者两手瞬间用力,听到弹响即表明复位。

(4)腰椎定位旋转扳法

1)以棘突向右偏为例。受术者取坐位,右手置于颈后。

2)一助手固定受术者的大腿部。施术者坐在受术者右后方,左手拇指置于偏歪棘突的右侧,右手从受术者右上臂之前绕至前臂之后,并且置于受术者颈后。

3)先使受术者腰部前屈至所要扳动的椎骨棘突开始运动时,再使受术者腰部左侧屈并且右旋至最大限度(以上3个动作在腰部旋转过程中同时进行)后,做一个有控制的、稍增大幅度的、瞬间的旋转扳动；同时左手拇指向左推按偏歪的棘突，听到弹响即表明复位。

（5）直腰旋转扳法一

1）以腰部向右旋转受限为例。受术者取坐位。

2）施术者站在受术者的右前方，以右腿的外侧顶住受术者右大腿的外侧。施术者左手置于受术者右肩前，右手置于左肩后。

3）两手相对用力，使受术者腰部向右旋转至最大限度后，瞬间用力，加大旋转角度5°～10°，听到弹响即表明复位。

（6）直腰旋转扳法二

1）以腰部向右旋转受限为例。受术者取坐位。

2）施术者站在受术者的左前方，用两腿夹住受术者的左膝部以固定，左手置于受术者的左肩后，右手置于受术者的右肩前。

3）施术者两手协调用力，使受术者的腰部右旋至最大限度后，瞬间用力，加大受术者腰部右旋的角度。

5. 肩关节扳法 适用于肩关节，主要用于肩关节活动受限、粘连。扳动幅度应逐渐增大，并且以患者能够忍受为度。可分为肩关节内收扳法、肩关节后伸旋内扳法、肩关节外展扳法、肩关节上举扳法。

（1）肩关节内收扳法

1）患者取坐位，将患侧上肢置于胸前并尽量内收；术者站于患者身后，用和患肩同侧的手扶住患者。

2）另一手握住其患侧上肢的肘部向内收方向扳动。

（2）肩关节后伸旋内扳法

1）患者取坐位，患侧上肢自然下垂；术者站在患者患侧，用患肩同侧的手按扶住患肩，另一手从下方握住患肢手腕部将其缓缓向后扳动。

2）然后使其屈肘，手背贴于背腰部，沿身体纵轴方向缓缓向上牵拉。

（3）肩关节外展扳法

1）患者取坐位，患侧上肢自然下垂；术者站在患者患侧，一手按住其肩部以做支点，另一手握住其肘部做向外的扳动。

2）在扳动的同时，适当做肩关节旋内、旋外的被动活动。

（4）肩关节上举扳法

1）术者以半蹲位站在患者患肩的前方；患者取坐位，上肢伸直，前臂放在术者肩上。

2）术者双手抱住患肩将其固定住；以患肩为支点缓慢地站起用肩将患肢慢慢抬起，反复操作3～5遍。

6. 腕关节扳法 适用于腕关节，依据腕关节屈伸及尺、桡偏活动的不同，可分为腕关节掌屈扳法、背伸扳法、尺偏扳法和桡偏扳法。

（1）受术者坐位，施术者立于一侧；将受术者腕关节分别进行掌屈、背伸、桡偏及尺偏活动，当活动至最大幅度时，略停片刻。

（2）作腕关节稍增大屈伸及尺、桡偏幅度的快速扳动。

7. 髋关节扳法 适用于髋关节，依据髋关节不同方向的扳动，可分为髋关节前屈、后伸、外展、内收、外旋、内旋扳法。

（1）受术者仰卧或俯卧位，施术者立于一侧。

(2)将受术者髋关节分别进行前屈、后伸、外展、内收、外旋、内旋活动,当活动至最大幅度时,略停片刻。

(3)再作髋关节稍增大幅度的前屈、后伸、外展、内收、外旋、内旋快速扳动。

8. 踝关节扳法 适用于踝关节,依据踝关节不同方向的扳动,可分为踝关节跖屈、背伸、外翻、内翻扳法。

(1)受术者坐位,施术者立于一侧。

(2)将受术者踝关节分别进行跖屈、背伸、外翻、内翻活动,当活动至最大幅度时,略停片刻。

(3)作踝关节各方向稍增大幅度的快速扳动。

临床操作过程中,尚可进行掌指、指间及跖趾、趾间关节的扳法,操作方法同上。

【注意事项】

1. 扳法操作要顺应关节运动的生理范围,并在活动范围内进行。
2. 发力的时机要准,用力要适当。
3. 不可使用暴力和蛮力。
4. 扳法通常可出现关节弹响,但不可强求关节弹响。
5. 诊断不明确的脊柱外伤及出现脊髓症状体征者禁用扳法。
6. 老年人有较严重的骨质增生,骨质疏松者慎用或禁用扳法;对于骨关节结核、骨肿瘤者禁用扳法。
7. 时间久、粘连重的肩关节周围炎在实施扳法时不宜一次性分解粘连,以免关节囊撕裂而加重病情;腰椎间盘突出症伴有严重侧隐窝狭窄者,在实施髋关节前屈扳法时不可强力操作,以免腰部神经根撕裂。

二、拔伸法

对关节或肢体使用对抗力量进行牵拉,使关节伸展、间隙加大的手法,称为拔伸法。又称为“拽法”“拔法”“牵引法”“牵拉法”。具有整骨复位、松解粘连、解除痉挛、松动关节的作用,是治疗骨折恢复和关节挛缩不可缺少的手法。

1. 颈椎拔伸法 适用于颈椎,可增大颈椎的椎间隙,减小椎间盘内的压力,主要用于治疗颈椎病。颈部端提法除有上述作用外,还可以调整颈椎椎间关节的关系,纠正颈椎沿冠状轴和矢状轴上的旋转,多用于治疗颈部扭伤或落枕时出现的颈椎椎间关节紊乱。可分为颈椎掌托拔伸法、颈椎肘托拔伸法、颈椎仰卧位拔伸法。

(1)颈椎掌托拔伸法

1)患者取坐位,颈部放松,术者站在患者身后,腹部顶住患者的背部,用双手拇指顶按于患者枕骨下方风池穴处,双手掌根合力夹住下颌部两侧以帮助用力。

2)缓慢、反复、向后上方拔伸受术者颈部。

(2)颈椎肘托拔伸法

1)患者取坐位,颈部放松,术者站在患者身后,腹部顶住患者的背部,一手托住患者枕后部,另一侧上肢用肘弯部托住患者下颌部,手掌托住对侧头部。

2)两手同时用力向上拔伸,牵引患者颈椎。

(3)颈椎仰卧位拔伸法

1)受术者取仰卧位,施术者坐于受术者头端,一手托受术者后枕部,另一手置于受术者下颌处。

2)两手缓慢用力向头端拔伸受术者颈部。

本手法操作方便且较省力,故临床上在颈椎拔伸法中应用较多。

2. 肩关节拔伸法 适用于肩关节,可分解粘连,用于治疗肩关节上举受限。可分为肩关节对抗拔伸法、肩关节手牵足蹬拔伸法。

(1)肩关节对抗拔伸法

1)患者取坐位,术者站在患者患侧的前方,用双手握住患者患侧腕部和肘部,逐渐向上拔伸患肢。

2)同时嘱咐患者身体尽量向另一侧倾斜,或嘱助手协助固定患者身体,与术者牵拉反方向用力。

(2)肩关节手牵足蹬拔伸法

1)患者取仰卧位,术者臀部半坐于患者患侧床边,将一足跟置于患者腋下(右肩脱位用右足,左肩脱位用左足)。

2)双手握住患者患侧腕部作缓缓拔伸,同时用足跟顶住腋窝向相反方向用力,持续1~2分钟后,再逐渐使患肩内收、内旋。

此法也可称手牵足蹬法。

3. 腕关节拔伸法 适用于腕关节,主要用于腕骨错位、腕关节扭伤。

(1)患者取坐位,放松患肢,术者坐或站在患者患侧,一手握住患肢指掌部,另一手握住患肢前臂部。

(2)两手同时用力向相反方向拔伸,在拔伸的过程中,术者还可以配以腕关节的伸、屈、桡偏、尺偏活动。

4. 指间关节拔伸法 适用于指间关节,可以调整指间关节及掌指关节的关系,用于治疗手部的伤筋,也是保健的常用手法。

(1)患者取坐位,放松患肢,术者坐或站在患侧,一手拿住患者的腕部,另一手手握空拳,拇指盖于拳眼,示、中两指夹住患者的指端。

(2)然后迅速地拔伸,此时能听到一声清脆的响声。

5. 腰部拔伸法 适用于腰部,可增大腰部椎间隙,减小椎间盘内的压力,常用于治疗腰椎间盘突出症、退行性脊柱炎等。

(1)患者取俯卧位,双手抓住床头。

(2)一助手固定受术者肩部,施术者双手托住受术者的两个踝关节。

(3)施术者两臂伸直,身体后仰,与助手相对用力,拔伸受术者的腰部。

6. 骶髂关节拔伸法 适用于骶髂关节,主要用于骶髂关节半脱位。

(1)患者取仰卧位,患侧膝关节微屈,会阴部垫一软枕。

(2)术者站在患者足端,一手按住其膝部,另一侧上肢用腋部夹住其小腿下段,前臂从膝关节下穿过,握住另一手的前臂近端。

(3)再用一足跟部抵住患者的会阴部软枕处;然后,术者身体向后仰伸,手脚协同用力,将患侧下肢沿纵轴方向进行拔伸牵引。

7. 踝关节拔伸法 适用于踝关节,主要用于踝关节活动受限、踝关节扭伤。

(1)患者取仰卧位或坐位;术者用一手握住患肢小腿远端,另一手握住其足趾。

(2)两手协同,向相反方向用力地拔伸牵引。

【注意事项】

1. 动作宜稳而持续,力量应由小逐渐增大。
2. 根据不同部位和病情,控制拔伸方向和角度。
3. 不可猛力或突发暴力拔伸。

三、拨　　法

用肘、掌根、拇指或并拢的四指等部位深按于施术部位,沿垂直方向对肌纤维、肌腱、韧带进行单向或来回的拨动,称为拨法。拨法的特点是刺激量大,力量沉实,有较好的解除粘连和解痉止痛的作用,主要适用于颈部、上肢部、背部、腰部、臀部、下肢部,主治肩周炎、网球肘、腰肌劳损、腰椎间盘突出症、梨状肌综合征、及各种外伤后期局部组织粘连等病症。

1. 拇指拨法

(1)患者取坐位或俯卧位,术者站于患者后外侧,一手的拇指自然伸直,以拇指指端施力于体表施术部位。

(2)垂直向下按压,感觉指力透至病损深度,在肌纤维、肌腱、韧带或经络垂直方向做单向或来回拨动,其余四指扶在其旁边以协助用力。

(3)若一手的指力不足,可以用双手拇指重叠同时按压拨动。

2. 屈拇指拨法

(1)患者取坐位或俯卧位,术者站于患者后外侧,拇指屈曲,利用拇指的指间关节突起部着力于施术部位。

(2)垂直向下按压,感觉指力透至病损深度,做与肌纤维、肌腱、韧带或经络成垂直方向的单向或来回拨动。

3. 三指拨法

(1)患者取坐位或俯卧位,术者位于患者后外侧,示指、中指、无名三指并拢,以指端施力于施术部位上。

(2)垂直向下按压,感觉指力透至病损深度,再做与肌纤维、肌腱、韧带或经络成垂直方向的单向或来回拨动。

4. 肘拨法

(1)患者取坐位或俯卧位,术者位于患者后外侧,屈肘,利用肘尖部施力于施术部位。

(2)垂直向下按压,感觉力量透至病损深度,做与肌纤维、肌腱、韧带或经络成垂直方向的单向或来回拨动。

【注意事项】

1. 操作时,手法深沉有力,带动深层组织一起移动。
2. 先轻后重,弹而拨之,似弹拨琴弦状。
3. 临床应注意掌握"以痛为腧,不痛用力"的原则,以受术者耐受为度。

【思考题】

1. 各种拔伸法的操作有何不同?

2. 颈部行扳法时有什么禁忌？

（邓　瑜　陈尚杰）

【参考文献】

[1]王华兰.推拿治疗学.上海：上海科学技术出版社，2011.

[2]宋柏林，于天源.推拿治疗学.2版.北京：人民卫生出版社，2012.

[3]宋一同，李业甫，宋永忠，等.中国推拿治疗学.2版.北京：人民卫生出版社，2011.

[4]丁放.推拿治疗实训教程.西安：第四军医大学出版社，2012.

[5]伦新.实用针灸推拿治疗.北京；人民卫生出版社，2007.

[6]陈立典.传统康复方法学.北京：人民卫生出版社，2008.

[7]王之虹.推拿学.北京：高等教育出版社，2007.

[8]罗才贵.推拿学.北京：人民卫生出版社，2008.

第四章　传统运动疗法

实训一　功前准备动作练习

【实训内容】

功前准备动作的示教及练习。

【实训目的及意义】

练习并掌握各项功前准备动作。

【实训步骤】

功前做好充分的准备活动,可以预防或减少运动损伤的发生,同时缩短进入最佳状态的时间,为机体发挥最大的工作效率做好功能上的准备。

一、准备活动的要求

1. 准备活动时间

(1)准备活动的时间可以根据传统运动疗法具体功法情况确定,一般以10~30分钟为宜。

(2)准备活动与正式运动的间隔时间,一般以不超过15分钟为宜,可以在做完准备活动后立刻进行功法训练。

2. 准备活动强度

(1)准备活动的强度和量应较正式运动小,以免疲劳。

(2)准备活动的强度可以由心率来确定,心率以100~120次/分为宜。

二、准备活动内容

1. 一般准备活动　一般性准备活动的内容多进行肢体柔韧性练习、关节活动度练习等。

(1)头部运动:头部运动的动作方法是两手叉腰,两脚左右开立,做头部向前、向后、向左、向右以及绕环运动。

(2)肩部运动:主要包括主动或被动地压肩、拉肩、吊肩、转肩等。如手扶肋木的体前屈压肩、背对肋木双手上握向前的拉肩,在单杠或吊环上做各种握法的悬垂、借助绳或木棍的转肩练习等。

(3)扩胸运动:扩胸运动的动作方法是屈臂向后振动及直臂向后振动。

(4)体侧运动:体侧运动的动作方法是两脚左右开立,一手叉腰,另一臂上举,并随上体向对侧振动。

(5)体转运动:体转运动的动作方法是两脚左右开立,两臂体前屈,身体向左、向右有节奏地扭转。

(6)髋部、膝部运动:主要进行前后、左右的练习。髋关节、膝关节的柔韧性常结合在一起练习。常用的练习方法有主动或被动的压腿、踢腿、摆腿、劈腿等。

(7)踝关节运动:主要是进行背屈、背伸、内翻及外翻的练习。

2. 专项准备活动

(1)腹式呼吸练习:腹式呼吸外在表现为吸气时腹部隆起和呼气时腹部缩回,但对于初学者不一定能熟练掌握腹式呼吸方法,故应慢慢感受并练习,并在练习过程中仔细体会腹部的活动。常采用暗示法。

1)一手置于上腹部,呼气时腹部下沉,此时该手再稍稍加压用力,以便进一步增高腹内压,迫使横膈上抬。

2)吸气时,上腹部对抗该手的压力,将腹部徐徐隆起,该压力既可吸引练习者的注意力,同时又可诱导呼吸的方向和部位。

3)反复练习 5~6 次,休息 30 秒后再重复进行,循序渐进,直至熟练掌握腹式呼吸方法。

(2)身心放松练习

1)呼吸:多采用腹式呼吸,若初学者尚不能完全掌握腹式呼吸方法,可采用自然呼吸。

2)身体:从上到下练习。头正颈松,目光平视或稍下视,口目微合,舌抵上腭,面带微笑;松肩坠肘,含胸拔背,伸腰沉胯;两脚平开,与肩等宽,足尖内扣,五趾抓地。

3)意念:伴随吸气,意想大自然精华之气由头顶百会穴缓缓贯注,直下丹田,伴随呼气,意想周身秽浊之气由上而下,从足底涌泉穴排出。

(3)抚按式站桩练习

1)两脚左右分开,与肩等宽,两足尖稍内扣,呈内八字,五趾抓地。

2)双膝微屈,膝盖不超出足尖。

3)腰部伸展,臀部似坐高凳。

4)上身正直,含胸拔背。

5)两手掌心相对,两臂前伸抬起(肩关节前屈约 50°,前臂水平伸展),松肩坠肘,接着两前臂内旋,两手心朝下,五指分开,自然伸展,腕关节水平,五指微屈,双手如扶在桌上或在水面上。

6)头正颈松,口目微合,舌抵上腭。

7)腹式呼吸或自然呼吸。

8)每次练习 15~20 分钟。

【注意事项】

1. 功前半小时停止一切剧烈的体育和文娱活动。
2. 过饥过饱不练功,以免胃肠不适。
3. 练习动作一定要循序渐进,不可操之过急。
4. 呼吸自然,身心放松,保持情绪稳定。

5. 选择整洁、幽静的环境练习。

【思考题】

1. 功前准备动作包括哪些？
2. 如何训练腹式呼吸？

实训二 二十四式简化太极拳

【实训内容】

1. 二十四式简化太极拳功法练习的动作要领。

(1)以腰为轴,全身协调。

(2)动作圆融,阴阳相济。

(3)内外合一,神形兼备。

2. 二十四式简化太极拳功法各式动作示教及练习。

【实训目的及意义】

1. 掌握 二十四式简化太极拳功法的动作要领。

2. 熟悉 二十四式简化太极拳起势、收功及各式动作的具体操作。

【实训步骤】

一、功前准备动作练习

同本章实训一“功前准备动作练习”。

二、二十四式简化太极拳基本手型、步型

1. 基本手型 二十四式简化太极拳基本手型主要包括拳、掌、勾三种。

(1)拳:五指卷屈、自然握拢,拇指压于食指、中指第二指节上。

(2)掌:五指微屈分开,掌心微含,虎口成弧形。

(3)勾:五指第一指节自然捏拢,屈腕。

2. 基本步型 二十四式简化太极拳基本步型主要包括弓步、虚步、仆步、独立步、开立步、歇步、横裆步(侧弓步)、马步八种。

(1)弓步:前腿屈膝,大腿斜向地面,膝尖不得超过脚尖;后腿自然伸直,脚尖斜向前45°~60°。两脚全脚着地。

(2)虚步:两腿均屈膝,两脚跟之间的横向、纵向距离约为5cm。前脚踏实支撑身体;后脚前脚掌虚着地面,后脚跟离地。右虚步:左腿支撑弓膝塌劲;右脚向前,脚尖着地,后脚跟抬起,使其成右前虚步。左虚步同右虚步,但方向相反。

(3)仆步:一腿全蹲,全脚着地,脚尖稍向外展;另一腿自然伸直于体侧,接近地面,全脚掌着地,脚尖内扣。

(4)独立步:支撑腿微屈站稳,另一腿屈膝抬起,使其举于体前,大腿高于水平。

(5)开立步:两脚平行开立,宽不过肩,两腿屈蹲或直立。

(6)歇步:两腿交叉屈蹲,令其前后相迭,后膝靠近前腿膝窝。前脚全脚着地,脚尖外展,后脚前脚掌着地,脚尖向前。

(7)横裆步(侧弓步):两脚左右开立,同弓步宽,脚尖斜向前方;一腿屈蹲,使膝与脚尖垂直,另一腿自然伸直。

(8)马步:两脚左右开立,约为脚长的三倍;脚尖正对前方,屈膝半蹲。

三、二十四式简化太极拳具体动作练习

第一式——起势

(1)身体自然直立,两脚开立,与肩同宽,脚尖向前;两臂自然下垂,两手放在大腿的外侧;意存丹田(脐下小腹部);目视前方。

(2)两臂慢慢向前平举,两手高与肩平,与肩同宽,手心向下。

(3)上体保持正直,两腿屈膝下蹲,同时两掌轻轻下按,两肘下垂,与两膝相对,两脚全脚着地;目视前方。

第二式——左右野马分鬃

(1)上体微向右转,身体重心移至右腿上,同时右臂收至胸前平屈,手心向下,左手经体前向右下划弧放在右手下,手心向上,两手掌心相对,呈抱球状;左脚随即收至右脚内侧,脚尖点地;目视右手。

(2)上体微向左转,左脚向左前方迈出,右脚跟后蹬,右腿自然伸直,呈左弓步;同时上体继续向左转,左右手随转体分别向左上、右下分开,左手高与眼平(手心斜向上),肘微屈;右手落于右胯旁,肘也微屈,手心向下,指尖向前;目视左手。

(3)上体慢慢后坐,身体重心移至右腿,左脚尖翘起,微向外撇(45°~60°),随后脚掌慢慢踏实,左腿慢慢前弓,身体随之左转,身体重心再移至左腿;同时左手翻掌向下,左臂收至胸前平屈,右手向左上划弧放在左手下,两手掌心相对,呈抱球状;右脚随即收至左脚内侧,脚尖点地;目视左手。

(4)右腿向前方迈出,左腿自然伸直,呈右弓步;同时上体右转,左右手随体分别向左下、右上分开,右手高与眼平(手心斜向上),肘微屈;左手落于左胯旁,肘亦微屈,手心向下,指尖向前;目视右手。

(5)与(3)解同,唯左右相反。

(6)与(4)解同,唯左右相反。

第三式——白鹤亮翅

(1)上体微向左转,左手翻掌向下,左臂平屈至胸前,右手向左上划弧,手心转向上,与左手相对,呈抱球状;目视左手。

(2)右脚跟进半步,上体后坐,身体重心移至后腿,上体先向右转,面向右前方;目视右手;然后左脚稍向前移,脚尖点地,呈左虚步,同时上体再微向左转,面向前方,两手随转体分别向右上、左下分开,右手上提停于额上,左手落于左胯前,手心向下,手指尖向前;目视前方。

第四式——左右搂膝拗步

(1)右手从体前下落,由下向后上方划弧至右肩外,手与耳同高,手心斜向上;左手由左下向上,向右下划弧至右胸前,手心斜向下;同时上体先微向左转,再向右转;左脚收至右脚内侧,

脚尖点地；目视右手。

(2)上体左转，左脚向前（偏左）迈出，呈弓步；同时右手屈回由耳侧向前推出，高与鼻尖平，左手向下由左膝前搂过落于左胯旁，指尖向前；目视右手手指。

(3)右腿慢慢屈膝，上体后坐，身体重心移至右腿，左脚尖翘起并向外撇，随后脚掌慢慢踏实，左腿前弓，身体左转，身体重心移至左腿，右脚收至左脚内侧，脚尖点地。同时左手向外翻掌，由左后方向上划弧至左肩外侧，肘微屈，手与耳同高，手心斜向上；右手随转体向上，向左下划弧至左胸前，手心斜向下；目视左手。

(4)与(2)解同，唯左右相反。

(5)与(3)解同，唯左右相反。

(6)与(2)解同，唯左右相反。

第五式——手挥琵琶

(1)右脚跟进半步，上体后坐，身体重心转至右腿，上体半面向右转，左脚略提起移向前，呈左虚步，脚跟着地，脚尖翘起，膝部微屈。

(2)同时左手由左下向上挑举，高与鼻尖平，掌心向右，臂微屈。

(3)右手收回放至左臂肘部里侧，掌心向左；目视左手示指。

第六式——左右倒卷肱

(1)上体右转，右手翻掌（手心向上）经腹前由下向后上方划弧平举，臂微屈，左手随即翻掌向上；眼随着向右转体先向右看，再转向前方看左手。

(2)右臂屈肘折向前，右手由耳侧向前推出，手心向前，左臂屈肘后撤，手心向上，撤至左肋外侧；同时左腿轻轻提起，并向后（偏左）退一步，脚尖先着地，然后全脚慢慢踏实，身体重心移到左腿上，呈右虚步，右脚随转体以脚掌为轴扭正；目视右手。

(3)上体微向左转，同时左手随转体向后上方划弧平举，手心向上，右手随即翻掌，掌心向上；眼随转体先向左看，再转向前方看右手。

(4)与(2)解同，唯左右相反。

(5)与(3)解同，唯左右相反。

(6)与(2)解同。

(7)与(3)解同。

(8)与(2)解同，唯左右相反。

(9)上体微向右转，同时右手随转体向后上方划弧平举，手心向上，左手放松，手心向下；眼看左手。

第七式——左揽雀尾

(1)上体微向右转，同时右手随转体向后上方划弧平举，手心向上；左手放松，手心向下；目视左手。

(2)身体继续向右转，左手自然下落，逐渐翻掌经腹前划弧至右肋前，手心向上；右臂屈肘，手心转向下，收至右胸前，两手掌心相对，呈抱球状。同时身体重心落于右腿，左脚收至右脚内侧，脚尖点地；目视右手。

(3)上体微向左转，左脚向左前方迈出，上体继续向左转，右腿自然蹬直，左腿屈膝，呈左弓步；同时左臂向左前方掤出（即左臂平屈成弓形，用前臂外侧和手背向前方推出），高与肩平，手心向后；右手向右下落至右胯旁，手心向下，指尖向前；目视左前臂。

(4)身体微向左转，左手随即前伸翻掌向下，右手翻掌向上，经腹前向上向前伸至前臂下方；然后两手下捋，即上体向右转，两手经腹前向后上方划弧，直至右手手心向上，高与肩平，左臂平屈至胸前，手心向后；同时身体重心移至右腿；目视右手。

(5)上体微向左转，右臂屈肘折回，右手附于左手腕里侧(相距约5cm)，上体继续向左转，双手同时向前慢慢挤出，左手心向后，右手心向前，左前臂要保持半圆；同时身体重心逐渐前移，变成左弓步；目视左手腕。

(6)左手翻掌，手心向下，右手经左腕上方向前、向右伸出，高与左手齐，手心向下，两手左右分开，宽与肩同；然后右腿屈膝，上体慢慢后坐，身体重心移至右腿上，左脚尖翘起；同时两手屈肘回收至腹前，两手手心均向前下方；目视前方。

(7)上式不停，身体重心慢慢前移，同时两手向前、向上按出，掌心向前；左腿前弓成左弓步；目视前方。

第八式——右揽雀尾

(1)上体后坐并向右转，身体重心移至右腿，左脚尖向里扣；右手向右平行划弧至右侧，然后由右下经腹前向左上划弧至左肋前，手心向上；左臂平屈至胸前，左手掌向下与右手相对，呈抱球状；同时身体重心再移至左腿上，右脚收至左脚内侧，脚尖点地；目视左手。

(2)与“左揽雀尾”(3)解同，唯左右相反。

(3)与“左揽雀尾”(4)解同，唯左右相反。

(4)与“左揽雀尾”(5)解同，唯左右相反。

(5)与“左揽雀尾”(6)解同，唯左右相反。

(6)与“左揽雀尾”(7)解同，唯左右相反。

第九式——单鞭

(1)上体后坐，身体重心逐渐移至左腿上，右脚尖向里扣；同时上体左转，两手(左高右低)向左呈弧形运转，直至左臂平举，伸于身体左侧，手心向左；右手经腹前运动至左肋前，手心向后上方；目视左手。

(2)身体重心再渐渐移至右腿上，上体右转，左脚向右脚靠拢，脚尖点地；同时右手向右上方划弧(手心由里转向外)，至右侧上方时变为勾手，臂与肩平；左手向下经腹前向右上划弧停于右肩前，手心向里；目视左手。

(3)上体微向左转，左脚向左前方迈出，右脚跟后蹬，呈左弓步；在身体重心移向左腿的同时，左掌随上体的继续左转慢慢翻掌向前推出，手心向前，手指与眼齐平，臂微屈；目视左手。

第十式——云手

(1)身体重心移至右腿上，身体渐向右转，左脚尖向里扣；左手经腹前向右上方划弧至右肩前，手心斜向后，同时右手变掌，手心向右前；目视左手。

(2)上体慢慢左转，身体重心随之逐渐左移；左手由脸前向左侧运转，手心渐渐转向左侧；右手由右下方经腹前向左上划弧至左肩前，手心斜向后；同时右脚靠近左脚，呈小开步(两脚之间距离10~20cm)；目视右手。

(3)上体再向右转，同时左手经腹前向右上划弧至右肩前，手心斜向后；右手向右侧运转，手心翻转向右；随之左腿向左横跨一步；目视左手。

(4)与(2)解同。

(5)与(3)解同。

(6)与(2)解同(云手左右各3次)。

第十一式——单鞭

(1)上体向右转,右手随之向右运转,至右侧上方时变为勾手;左手经腹前向右上方划弧至右肩前,手心向内;身体重心落于右腿,左脚尖点地;目视左手。

(2)上体微向左转,左脚向左前侧迈出,右脚跟后蹬,呈左弓步;身体重心移向左腿,同时上体继续左转,左掌慢慢翻转向前并推出,呈"单鞭"式。

第十二式——高探马

(1)右脚跟进半步,身体重心逐渐后移至右腿上;右勾手变成掌,两手心翻转向上,两肘微屈;同时身体微向右转,左脚跟渐渐离地;目视左前方。

(2)上体微向左转,面向前方;右掌经右耳旁向前推出,手心向前,手指与眼同高;左手收至左侧腰前,手心向上;同时左脚微向前移,脚尖点地,呈左虚步;目视右手。

第十三式——右蹬脚

(1)左手手心向上,前伸至右手腕背面,两手相互交叉,随即向两侧分开并向下划弧,手心斜向下;同时左脚提起向左前侧迈步(脚尖略外撇);身体重心前移,右腿自然蹬直,呈左弓步;目视前方。

(2)两手由外圈向里圈划弧,两手交叉合抱于胸前,右手在外,手心均向后;同时右脚向左脚靠拢,脚尖点地;目视右前方。

(3)两臂左右划弧分开平举,肘部微屈,手心均向外;同时右腿屈膝提起,右脚向右前方慢慢蹬出;目视右手。

第十四式——双峰贯耳

(1)右腿收回,屈膝平举,左手由后向上、向前下落至体前,两手心均翻转向上,两手同时向下划弧,分落于右膝盖两侧;目视前方。

(2)右脚向右前方落下,身体重心渐渐前移,呈右弓步,面向右前方;同时两手下落,慢慢变拳,分别从两侧向上、向前划弧至面部前方,呈钳形状,两拳相对,高与耳齐,拳眼都皆斜向内下(两拳中间距离10~20cm),目视右掌。

第十五式——转身左蹬脚

(1)左腿屈膝后坐,身体重心移至左腿,上体左转,右脚尖向里扣;同时两拳变掌,由上向左右划弧分开平举,手心向前;目视左手。

(2)身体重心再移至右腿,左脚收到右脚内侧,脚尖点地;同时两手由外圈向里圈划弧合抱于胸前,左手在外,手心均向后;目视左方。

(3)两臂左右划弧分开平举,肘部微屈,手心均向外;同时左腿屈膝提起,左脚向左前方慢慢蹬出;目视左手。

第十六式——左下势独立

(1)左腿收回、平屈,上体右转;右掌变成勾手,左掌向上、向右划弧下落,立于右肩前,掌心斜向后;目视右手。

(2)右腿慢慢屈膝下蹲,左腿由内向左侧(偏后)伸出,呈左仆步;左手下落(手心向外),向左下顺左腿内侧向前穿出;目视左手。

(3)身体重心前移,左脚跟为轴,脚尖尽量向外撇,左腿前弓,右腿后蹬,右脚尖向里扣,上体微向左转并向前起身;同时左臂继续向前伸出(立掌),掌心向右,右勾手下落,勾手尖向后;目视左手。

(4)右腿慢慢提起平屈,呈左独立式;同时右勾手变成掌,并由后下方顺右腿外侧向前呈弧形摆出,屈臂立于右腿上方,肘与膝相对,手心向左;左手落于左胯旁,手心向下,指尖向前;目视右手。

第十七式——右下势独立

(1)右脚下落于左脚前,脚掌着地,然后以左脚前掌为轴,脚跟转动,身体随之左转;同时左手向后平举变勾手,右掌随着转体向左侧划弧至左肩前,掌心斜向后;目视左手。

(2)与“左下势独立”(2)解同,唯左右相反。

(3)与“左下势独立”(3)解同,唯左右相反。

(4)与“左下势独立”(4)解同,唯左右相反。

第十八式——左右穿梭

(1)身体微向左转,左脚向前落地,脚尖外撇,右脚脚跟离地,两腿屈膝,呈半坐盘式;同时两手在左胸前呈抱球状(左上右下);然后右脚收至左脚的内侧,脚尖点地,目视左前臂。

(2)身体右转,右脚向右前方迈出,屈膝弓腿,呈右弓步;同时右手由脸前向上举,并翻掌停在右额前,手心斜向上;左手先向左下再经体前向前推出,高与鼻尖平,手心向前;目视左手。

(3)身体重心略向后移,右脚尖稍向外撇,随即身体重心再移至右腿,左脚跟进,停于右脚内侧,脚尖点地;同时两手在右胸前呈抱球状(右上左下),目视右前臂。

(4)与(2)解同,唯左右相反。

第十九式——海底针

(1)右脚向前跟进半步,身体重心移至右腿,左脚稍向前移,脚尖点地,呈左虚步。

(2)同时身体稍向右转,右手下落经体前向后、向上提抽至肩上耳旁,随身体左转,由右耳旁斜向前下方插出,掌心向左,指尖斜向下,与此同时,左手向前、向下划弧落于左胯旁,手心向下,指尖向前;目视前下方。

第二十式——闪通臂

(1)上体稍向右转,左脚向前迈出,屈膝弓腿,呈左弓步。

(2)同时右手由体前向上提,屈臂上举,停于右额前上方,掌心翻转斜向上,拇指朝下;左手上起经胸前向前推出,高与鼻尖平,手心向前;目视左手。

第二十一式——转身搬拦捶

(1)上体后坐,身体重心移至右腿上,左脚尖向里扣,身体向右后转,然后身体重心再移至左腿上;与此同时,右手随着转体向右、向下(变拳)经腹前划弧至左肋旁,拳心向下;左掌上举于头前,拳心斜向上;目视前方。

(2)向右转体,右拳经胸前向前翻转撇出,拳心向上;左手下落于左胯旁,掌心向下,指尖向前;同时右脚收回后(不要停顿或脚尖点地)即向前迈出,脚尖外撇;目视右拳。

(3)身体重心移至右腿上,左脚向前迈一步;左手上起经左侧向前上划弧拦出,掌心向前下方;同时右拳向右划弧收至右腰旁,拳心向上;目视左手。

(4)左腿前弓成左弓步,同时右拳向前打出,拳眼向上,高与胸平,左手附于右前臂内侧;目视右拳。

第二十二式——如封似闭

(1)左手由右手腕下向前伸出,右拳变掌,两手手心逐渐翻转向上并慢慢分开回收;同时身体后坐,左脚尖翘起,身体重心移至右腿;目视前方。

(2)两手在胸前翻掌,向下经腹前再向上、向前推出,腕部与肩平,手心向前;同时左腿屈膝前弓,成左弓步;目视前方。

第二十三式——十字手

(1)屈右膝后坐,身体重心移向右腿,左脚尖向里扣,向右转体;右手随着转体动作向右平摆划弧,与左手成两臂侧平举,掌心向前,肘部微屈;同时右脚尖随着转体稍向外撇,呈右侧弓步;目视右手。

(2)重心再慢慢移至左腿,右脚尖向里扣,随即向左收回,两脚距离与肩同宽,两腿逐渐蹬直,呈开立步;同时两手向下经腹前向上划弧交叉合抱于胸前,两臂撑圆,腕高与肩平,右手在外,呈十字手,手心均向后;目视前方。

第二十四式——收势

(1)两手向外翻掌,手心向下,两臂慢慢下落,停于身体两侧。

(2)目视前方(全套结束)。

【注意事项】

1. 心静神宁,意注集中。
2. 以意领气,以气导形。
3. 松静自然,呼吸均匀。
4. 以腰为轴,带动全身。

【思考题】

1. 如何理解二十四式简化太极拳功法操作的要领及注意事项?
2. 针对心肺慢性病人如何合理掌握二十四式简化太极拳?

实训三 八 段 锦

【实训内容】

1. 八段锦功法练习的动作要领

(1)松静自然,形神息融。

(2)松紧得当,刚柔相济。

(3)动作连贯,对称协调。

2. 八段锦功法各式动作示教及练习。

【实训目的及意义】

1. **掌握** 练习八段锦功法的动作要领。
2. **熟悉** 八段锦起势、收功及各式动作的具体操作。

【实训步骤】

一、功前准备动作练习

同本章实训一“功前准备动作练习”。

二、八段锦基本手型、步型

1. 基本手型 八段锦基本手型主要包括拳、掌、指、爪四种。

(1)拳:大拇指指尖抵压在无名指根节内侧,其余四指卷曲收于掌心,握拢。握拳松紧适度,不要过紧,也不要过松。

(2)掌:五指自然伸开,略曲,相互分开,并略保持张力,掌心内含,腕部放松。

(3)指:仰腕立掌后,拇指与示指伸直分开,呈八字状,其余三指的第1、2关节曲收,掌心略含,该手形称为“金刚指”。

(4)爪:五指并拢,大拇指第1指节,其余四指第1、2指节曲收扣紧,手腕伸直。

2. 基本步形 八段锦基本步型主要包括开立步和马步两种。

(1)开立步:两脚分开站立,与肩部同宽,略屈膝下蹲,膝盖的地面垂点不超过脚尖,同时应注意把身体的重量完全放在两只脚的全脚掌上。

(2)马步:两脚平行或略有内扣,分开站立,距离为脚长的2~3倍,屈膝下蹲,膝部略外撑,大腿略高于水平,圆裆。

三、八段锦具体动作练习

1. 预备势

(1)两脚并步站立;两臂自然垂于体侧;身体中正,目视前方。

(2)随着松腰沉髋,身体重心移至右腿;左脚向左侧开步,脚尖朝前,与肩同宽;目视前方。

(3)两臂内旋,两掌分别向两侧摆起,与髋同高,掌心向后;目视前方。

(4)接前一动作。两腿膝关节稍屈;同时,两臂外旋,向前合抱于腹前呈圆弧形,与脐同高,掌心向内,两掌指间距约10cm;目视前方。

操作提示:

(1)沉肩垂肘、收髋敛臀,膝关节屈曲不超过脚尖。

(2)调整呼吸,气沉丹田。

2. 八节动作示教及练习

第一式——两手托天理三焦

(1)接上式。两臂外旋微下落,两掌五指分开在腹前交叉,掌心向上;目视前方。

(2)上动不停。两腿徐缓挺膝伸直;同时,两掌上托至胸前,随之两臂内旋向上托起,掌心向上;抬头,目视两掌。

(3)上动不停。两臂继续上托,肘关节伸直;同时,下颏内收,动作略停;目视前方。

(4)身体重心缓缓下降;两腿膝关节微屈;同时,十指慢慢分开,两臂分别向身体两侧下落,两掌捧于腹前,掌心向上;目视前方。

(5)本式托举、下落为一遍,共做六遍。

操作提示:

(1)两掌上托,舒胸展体缓慢用力,略有停顿,保持抻拉。

(2)两掌下落,松腰沉髋,沉肩坠肘,松腕舒指,上体中正。

第二式——左右开弓似射雕

(1)接上式。身体重心右移;左脚向左侧开步站立,两腿膝关节自然伸直;同时,两掌向上交叉于胸前,左掌在外,两掌心向内;目视前方。

(2)上动不停。两腿徐缓屈膝半蹲成马步;同时,右掌屈指成“爪”,向右拉至肩前;左掌成八字掌,左臂内旋,向左侧推出,与肩同高,坐腕,掌心向左,犹如拉弓射箭之势;动作略停;目视左掌方向。

(3)身体重心右移;同时,右手五指伸开成掌,向上、向右划弧,与肩同高,指尖朝上,掌心斜向前;左手指伸开成掌,掌心斜向后;目视右掌。

(4)上动不停。重心继续右移;左脚回收成并步站立;同时,两掌分别由两侧下落,捧于腹前,指尖相对,掌心向上;目视前方。

(5)动作五至动作八:同动作一至动作四,唯左右相反。

(6)本式一左一右为一遍,共做三遍。第三遍最后一动作时,身体重心继续左移;右脚回收成开步站立,与肩同宽,膝关节微屈;同时,两掌分别由两侧下落,捧于腹前,指尖相对,掌心向上;目视前方。

操作提示:

(1)侧拉之手五指要并拢屈紧,肩臂放平。

(2)八字掌侧撑需沉肩坠肘,屈腕,竖指,掌心涵空。

(3)年老或体弱者可自行调整马步的高度。

第三式——调理脾胃须单举

(1)接上式。两腿徐缓挺膝伸直;同时,左掌上托,左臂外旋上穿经面前,随之臂内旋上举至头左上方,肘关节微屈,力达掌根,掌心向上,掌指向右;同时,右掌微上托,随之臂内旋下按至右髋旁,肘关节微屈,力达掌根,掌心向下,掌指向前,动作略停;目视前方。

(2)松腰沉髋,身体重心缓缓下降;两腿膝关节微屈;同时,左臂屈肘外旋,左掌经面前下落于腹前,掌心向上;右臂外旋,右掌向上捧于腹前,两掌指尖相对,相距约10cm,掌心向上;目视前方。

(3)动作三、四:同动作一、二,唯左右相反。

(4)本式一左一右为一遍,共做三遍。第三遍最后一动时,两腿膝关节微屈;同时,右臂屈肘,右掌下按于右髋旁,掌心向下,掌指向前;目视前方。

操作提示:两掌放平,力在掌根,上撑下按,舒胸展体,拔长腰脊。

第四式——五劳七伤往后瞧

(1)接上式。两腿徐缓挺膝伸直;同时,两臂伸直,掌心向后,指尖向下,目视前方。然后上动不停。两臂充分外旋,掌心向外;头向左后转,动作略停;目视左斜后方。

(2)松腰沉髋。身体重心缓缓下降;两腿膝关节微屈;同时,两臂内旋按于髋旁,掌心向下,指尖向前;目视前方。

(3)动作三:同动作一,唯左右相反。

(4)动作四:同动作二。

(5)本式一左一右为一遍,共做三遍。第三遍最后一动时,两腿膝关节微屈;同时,两掌捧于腹前,指尖相对,掌心向上;目视前方。

操作提示:头向上顶,肩向下沉。转头不转体,旋臂,两肩后张,速度均匀。

第五式——摇头摆尾去心火

(1)接上式。身体重心左移;右脚向右开步站立,两腿膝关节自然伸直;同时,两掌上托与胸同高时,两臂内旋,两掌继续上托至头上方,肘关节微屈,掌心向上,指尖相对;目视前方。

(2)上动不停。两腿徐缓屈膝半蹲成马步;同时,两臂向两侧下落,两掌扶于膝关节上方,肘关节微屈,小指侧向前;目视前方。

(3)身体重心向上稍升起,而后右移;上体先向右倾,随之俯身;目视右脚。

(4)上动不停。身体重心左移;同时,上体由右向前、向左旋转;目视右脚。

(5)身体重心右移,呈马步;同时,头向后摇,上体立起,随之下颏微收;目视前方。

(6)动作六至动作八:同动作三至动作五,唯左右相反。

(7)本式一左一右为一遍,共做三遍。做完三遍后,身体重心左移,右脚回收成开步站立,与肩同宽;同时,两掌向外经两侧上举,掌心相对;目视前方。随后松腰沉髋,身体重心缓缓下降。两腿膝关节微屈;同时屈肘,两掌经面前下按至腹前,掌心向下,指尖相对;目视前方。

操作提示:

(1)马步下蹲要收髋敛臀,上体中正。摇转时,颈部与尾闾对拉伸长,好似两个轴在相对运转,速度应柔和缓慢,动作圆活连贯。

(2)年老或体弱者要注意动作幅度,不可强求。

第六式——两手攀足固肾腰

(1)接上式。两腿挺膝伸直站立;同时,两掌指尖向前,两臂向前、向上举起,肘关节伸直,掌心向前;目视前方。

(2)两臂外旋至掌心相对,屈肘,两掌下按于胸前,掌心向下,指尖相对;目视前方。

(3)上动不停。两臂外旋,两掌心向上,随之两掌掌指顺腋下向后插;目视前方。

(4)两掌心向内沿脊柱两侧向下摩运至臀部;随之上体前俯,两掌继续沿腿后向下摩运,经脚两侧置于脚面;抬头,动作略停;目视前下方。

(5)本式一上一下为一遍,共做六遍。做完六遍后,上体立起;同时,两臂向前、向上举起,肘关节伸直,掌心向前;目视前方。随后松腰沉髋,身体重心缓缓下降;两腿膝关节微屈;同时,两掌向前下按至腹前,掌心向下,指尖向前;目视前方。

操作提示:

(1)反穿摩运要适当用力,至足背时松腰沉肩,两膝挺直,向上起身时手臂主动上举,带动上体立起。

(2)年老或体弱者可根据身体状况自行调整动作幅度,不可强求。

第七式——攒拳怒目增气力

(1)接上式。身体重心右移,左脚向左开步;两腿徐缓屈膝半蹲成马步;同时,两掌握固,抱于腰侧,拳眼朝上;目视前方。

(2)左拳缓慢用力向前冲出,与肩同高,拳眼朝上;瞪目,视左拳冲出方向。

(3)左臂内旋,左拳变掌,虎口朝下;目视左掌。左臂外旋,肘关节微屈;同时,左掌向左缠绕,变掌心向上后握固;目视左拳。

(4)屈肘,回收左拳至腰侧,拳眼朝上;目视前方。

(5)动作四至动作六:同动作一至动作三,唯左右相反。本式一左一右为一遍,共做三遍。做完三遍后,身体重心右移,左脚回收成并步站立;同时,两拳变掌,自然垂于体侧;目视前方。

操作提示:

(1)马步的高低可根据自己的腿部力量灵活掌握。

(2)冲拳时头向上顶,沉肩,怒目瞪眼,注视冲出之拳,同时脚趾抓地,拧腰顺肩,力达拳面;拳回收时要旋腕,五指用力抓握。

第八式——背后七颠百病消

(1)接上式。两脚跟提起;头上顶,动作略停;目视前方。

(2)两脚跟下落,轻震地面;目视前方。

(3)本式一起一落为一遍,共做七遍。

操作提示:

(1)上提时五趾要抓地,脚跟尽力抬起,两腿并拢,提肛收腹,百会穴上顶,略有停顿,要掌握好平衡;

(2)脚跟下落时,咬牙,轻震地面,动作不要过急。

3. 收势练习

(1)接上式。两臂内旋,向两侧摆起,与髋同高,掌心向后;目视前方。

(2)两臂屈肘,两掌相叠置于丹田处(男性左手在内,女性右手在内);目视前方。

(3)两臂自然下落,两掌轻贴于腿外侧;目视前方。

操作提示:

(1)收功时要心平气和,忌心浮气躁。

(2)收功后,不要急于走动,可适当做一些整理活动。

【注意事项】

1. 松紧结合,先松后紧。
2. 以意领气,以气导形。
3. 呼吸自然,避免憋气。
4. 动作连贯,轻松自然。

【思考题】

1. 如何理解八段锦操作的要领及注意事项?
2. 八段锦练习过程中如何把握肢体松紧与呼吸吐纳的关系?

实训四 易 筋 经

【实训内容】

1. 易筋经功法练习的动作要领

(1)动作舒展,伸筋拔骨。

(2)引动脊柱,疏通夹脊。

(3)动静相兼,协调美观。

2. 易筋经功法各式动作示教及练习。

【实训目的及意义】

1. **掌握** 练习易筋经功法的动作要领。
2. **熟悉** 易筋经起势、收功及各式动作的具体操作。

【实训步骤】

一、功前准备动作练习

同本章实训一“功前准备动作练习”。

二、易筋经基本手型、步型

1. 基本手形 易筋经基本手型主要包括握固、荷叶掌、柳叶掌、龙爪、虎爪五种。

(1)握固:以大拇指抵掐无名指根节,余四指握大拇指成拳,是为两手握固。

(2)荷叶掌:五指伸开、张开,类似荷叶状。手掌自然,五指略屈分开,掌心内凹,虎口撑圆。手指不可僵直,也不可太过弯曲。

(3)柳叶掌:五指尽量伸展、并拢,五指可略内卷。

(4)龙爪:五指略张开,第2、3节指骨略弯曲,腕关节略向上屈。

(5)虎爪:五指略张开,手掌自然展开,第2、3节指骨略弯曲,第1节指骨尽量向手背一面伸张,使掌心凸出,腕略屈。

2. 基本步型 易筋经基本步型主要包括弓步、丁步、马步三种。

(1)弓步:两腿前后分开一大步,前腿屈膝前弓,大腿斜向地面,膝与脚尖上下相对,脚尖略内扣,后腿自然伸直,脚跟蹬地,全脚掌着地。

(2)丁步:两脚左右分开,间距10~20cm,两腿屈膝下蹲,前腿脚跟提起,脚尖着地,虚点地面,置于后脚足弓处,后腿全脚掌着地踏实。身形保持自然中正,不可前俯后仰。

(3)马步:两脚左右开立约三脚半的距离,下蹲,大腿接近水平,两脚尖平行朝前,身形中正,不可凸臀。

三、易筋经具体动作练习

1. 起势练习

(1)两脚并拢站立,两手自然垂于体侧。

(2)下颏微收,百会虚领,唇齿合拢,舌自然平贴于上腭,目视前方。

(3)全身放松,身体中正,呼吸自然,目光内含,心平气和。

操作提示:调息,进入练功状态。

2. 易筋经动作示教及练习

第一式——韦驮献杵第一势

(1)左脚向左侧开半步,约与肩同宽,两膝微屈,呈开立姿势;两手自然垂于体侧。

(2)两臂自体侧向前抬至前平举,掌心相对,指尖向前。

(3)两臂屈肘,自然回收,指尖向斜前上方约30°,两掌合于胸前,掌根与膻中穴同高,虚腋;目视前下方。动作稍停。

操作提示:动作自然放松,松肩虚腋,两掌合于胸前,稍停片刻,气定神敛。

第二式——韦驮献杵第二势

(1)接上式。两肘抬起,两掌伸平,手指相对,掌心向下,掌臂约与肩呈水平。

(2)两掌向前伸展,掌心向下,指尖向前。

(3)两臂向左右分开至侧平举,掌心向下,指尖向外。

(4)五指自然并拢,坐腕立掌;目视前下方。

操作提示:自然呼吸,两掌外撑,力在掌根。坐腕立掌时,脚趾抓地。

第三式——韦驮献杵第三势

(1)接上式。松腕,同时两臂向前平举内收至胸前平屈,掌心向下,掌与胸相距约一拳;目视前下方。

(2)两掌同时内旋,翻掌至耳垂下,掌心向上,虎口相对,两肘外展,约与肩平。

(3)身体重心前移至前脚掌支撑,提踵;同时,两掌上托至头顶,掌心向上,展肩伸肘;微收下颏,舌抵上腭,咬紧牙关。

(4)静立片刻。

操作提示:

(1)两掌上托时,前脚掌支撑,力达四肢,下沉上托,脊柱竖直,同时身体重心稍前移;上托时,意想通过"天门"观注两掌,目视前下方,自然呼吸。

(2)年老或体弱者可自行调整两脚提踵的高度。

第四式——摘星换斗

(1)左摘星换斗势

1)接上式。两脚跟缓缓落地;同时,两手握拳,拳心向外,两臂下落至侧上举;随后两拳缓缓伸开变掌,掌心斜向下,全身放松;目视前下方;身体左转;屈膝;同时,右臂上举经体前下摆至左髋关节外侧"摘星",右掌自然张开;左臂经体侧下摆至体后,左手背轻贴命门;目视右掌。

2)直膝,身体转正;同时,右手经体前向额上摆至头顶右上方,松腕,肘微屈,掌心向下,手指向左,中指尖垂直于肩髃穴;左手背轻贴命门,意注命门;右臂上摆时眼随手走,定势后目视掌心;静立片刻,然后两臂向体侧自然伸展。

(2)右摘星换斗势:右摘星换斗势与左摘星换斗势动作相同,唯左右方向相反。

操作提示:

(1)自然放松,转身以腰带肩,以肩带臂;目视掌心,意注命门,自然呼吸。

(2)颈、肩病患者,动作幅度的大小可灵活掌握。

第五式——倒拽九牛尾势

(1)右倒拽九牛尾势

1)接上式。双膝微屈,身体重心右移,左脚向左侧后方约45°撤步;右脚跟内转,右腿屈膝呈右弓步;同时,左手内旋,向前、向下划弧后伸,小指到拇指逐个相握成拳,拳心向上;右手向前上方划弧,伸至与肩平时小指到拇指逐个相握成拳,拳心向上,稍高于肩;目视右拳。

2)身体重心后移,左膝微屈;腰稍右转,以腰带肩,以肩带臂;右臂外旋,左臂内旋,屈肘内收;目视右拳。

3)身体重心前移,屈膝呈弓步;腰稍左转,以腰带肩,以肩带臂,两臂放松前后伸展;目视右拳。

4)重复二至三动作三遍。

5)身体重心前移至右脚,左脚收回,右脚尖转正,呈开立姿势;同时,两臂自然垂于体侧;目视前下方。

(2)左倒拽九牛尾势:左倒拽九牛尾势与右倒拽九牛尾势动作、次数相同,唯左右方向相反。

操作提示:

(1)以腰带肩,以肩带臂,力贯双膀。腹部放松,目视拳心;前后拉伸,松紧适宜,并与腰的旋转紧密配合。

(2)后退步时,注意掌握重心,身体平稳。

第六式——出爪亮翅势

(1)接上式。身体重心移至左脚,右脚收回,呈开立姿势;同时,右臂外旋,左臂内旋,摆至侧平举,两掌心向前,环抱至体前,随之两臂内收,两手变柳叶掌立于云门穴前,掌心相对,指尖向上;目视前下方。

(2)展肩扩胸,然后松肩,两臂缓缓前伸,并逐渐转掌心向前,呈荷叶掌,指尖向上;瞪目。

(3)松腕,屈肘,收臂,立柳叶掌于云门穴;目视前下方。

(4)重复二至三动作三到七遍。

操作提示:

(1)出掌时身体正直,瞪眼怒目,同时两掌运用内劲前伸,先轻如推窗,后重如排山。

(2)收掌时如海水还潮。注意出掌时为荷叶掌,收掌于云门穴时为柳叶掌;收掌时自然吸气,推掌时自然呼气。

第七式——九鬼拔马刀势

(1)右九鬼拔马刀势

1)接上式。躯干右转;同时,右手外旋,掌心向上;左手内旋,掌心向下;随后右手由胸前内收经右腋下后伸,掌心向外;同时,左手由胸前伸至前上方,掌心向外;躯干稍左转;同时,右手经体侧向前上摆至头前上方后屈肘,由后向左绕头半周,掌心掩耳;左手经体左侧下摆至左后,屈肘,手背贴于脊柱,掌心向后,指尖向上;头右转,右手中指按压耳郭,手掌扶按玉枕;目随右手动,定势后视左后方。

2)身体右转,展臂扩胸;目视右上方,动作稍停。

3)屈膝;同时,上体左转,右臂内收,含胸;左手沿脊柱尽量上推;目视右脚跟,动作稍停,重复二至三动作三遍。

4)直膝,身体转正;右手向上经头顶上方向下至侧平举,同时,左手经体侧向上至侧平举,两掌心向下;目视前下方。

(2)左九鬼拔马刀势:左九鬼拔马刀势与右九鬼拔马刀势动作、次数相同,唯左右方向相反。

操作提示:

(1)动作对拔拉伸,尽量用力;身体自然弯曲转动,协调一致。

(2)扩胸展臂时自然吸气,松肩合臂时自然呼气;两臂内合、上抬时自然呼气,起身展臂时自然吸气。

(3)高血压、颈椎病患者和年老体弱者,头部转动的角度应小,且轻缓。

第八式——三盘落地势

(1)左脚向左侧开步,两脚距离约宽于肩,脚尖向前;目视前下方。

(2)屈膝下蹲;同时,沉肩、坠肘,两掌逐渐用力下按至约与环跳穴同高,两肘微屈,掌心向下,指尖向外;目视前下方;同时,口吐“嗨”音,音吐尽时,舌尖向前轻抵上下牙之间,终止吐音。

(3)翻掌心向上,肘微屈,上托至侧平举;同时,缓缓起身直立;目视前方。

(4)重复一至三动作三遍。第一遍微蹲;第二遍半蹲;第三遍全蹲。

操作提示:

(1)下蹲时,松腰、裹臀,两掌如负重物;起身时,两掌如托千斤重物;下蹲依次增加幅度。

(2)年老和体弱者下蹲深度可灵活掌握,年轻体健者可半蹲或全蹲。下蹲与起身时,上体始终保持正直,不应前俯或后仰。

(3)吐“嗨”音时,口微张,上唇着力压龈交穴,下唇松,不着力于承浆穴,音从喉部发出。瞪眼闭口时,舌抵上腭,身体中正安舒。

第九式——青龙探爪势

(1)左青龙探爪势

1)接上式。左脚收回半步,约与肩同宽;两手握固,两臂屈肘内收至腰间,拳轮贴于章门穴,拳心向上;目视前下方;然后右拳变掌,右臂伸直,经下向右侧外展,略低于肩,掌心向上;目随手动。

2)右臂屈肘、屈腕,右掌变“龙爪”,指尖向左,经下颏向身体左侧水平伸出,目随手动;躯干随之向左转约90°;目视右掌指所指方向。

3)“右爪”变掌,随之身体左前屈,掌心向下按至左脚外侧;目视下方;躯干由左前屈转至右前屈,并带动右手经左膝或左脚前划弧至右膝或右脚外侧,手臂外旋,掌心向前,握固;目随手动视下方。

4)上体抬起,直立;右拳随上体抬起收于章门穴,拳心向上;目视前下方。

(2)右青龙探爪势:右青龙探爪势与左青龙探爪势动作相同,唯左右方向相反。

操作提示:

(1)伸臂探“爪”,下按划弧,力注肩背,动作自然、协调,一气呵成;目随“爪”走,意存“爪”心。

(2)前俯动作幅度适宜,年老和体者前俯下按或划弧时,可根据自身状况调整幅度。

第十式——卧虎扑食势

(1)左卧虎扑食势

1)接上式。右脚尖内扣约45°,左脚收至右脚内侧呈丁字步;同时,身体左转约90°;两手握固于腰间章门穴不变;目随转体视左前方。

2)左脚向前迈一大步,呈左弓步;同时,两拳提至肩部云门穴,并内旋变“虎爪”,向前扑按,如虎扑食,肘稍屈;目视前方。

3)躯干由腰到胸逐节屈伸,重心随之前后适度移动;同时,两手随躯干屈伸向下、向后、向上、向前绕环一周;随后上体下俯,两“爪”下按,十指着地;后腿屈膝,脚趾着地;前脚跟稍抬起;随后塌腰、挺胸、抬头、瞪目;动作稍停,目视前上方。年老体弱者可俯身,两“爪”向前下按至左膝前两侧,顺势逐步塌腰、挺胸、抬头、瞪目。动作稍停。

4)起身,双手握固收于腰间章门穴;身体重心后移,左脚尖内扣约135°;身体重心左移;同时,身体右转180°,右脚收至左脚内侧呈丁字步。

(2)右卧虎扑食势:右卧虎扑食势与左卧虎扑食势动作相同,唯左右方向相反。

操作提示:

(1)躯干直立,用躯干的涌动带动双手前扑绕环;抬头、瞪目时,力达指尖,腰背部呈反弓形。

(2)年老和体弱者可根据自身状况调整动作幅度。

第十一式——打躬势

(1)接上式。起身,身体重心后移,随之身体转正;右脚尖内扣,脚尖向前,左脚收回,呈开立姿势;同时,两手随身体左转放松,外旋,掌心向前,外展至侧平举后,两臂屈肘,两掌掩耳,十指扶按枕部,指尖相对,以两手示指弹拨中指击打枕部7次(即鸣天鼓);目视前下方。

(2)身体前俯由头经颈椎、胸椎、腰椎、骶椎,由上向下逐节缓缓牵引前屈,两腿伸直;目视脚尖,停留片刻。

(3)由骶椎至腰椎、胸椎、颈椎、头,由下向上依次缓缓逐节伸直后成直立;同时两掌掩耳。十指扶按枕部,指尖相对;目视前下方。

(4)重复二至三动作三遍,逐渐加大身体前屈幅度,并稍停。第一遍前屈小于90°,第二遍前屈约90°,第三遍前屈大于90°。年老体弱者可分别前屈约30°、约45°、约90°。

操作提示:

(1)身体前屈时,直膝,两肘外展;体前屈时,脊柱自颈向前拔伸卷曲如钩;向后伸展时,从尾椎向上逐节伸展。

(2)年老和体弱者可根据自身状况调整前屈的幅度。

第十二式——掉尾势

(1)接上式。起身直立后,两手猛然拔离双耳(即拔耳)。手臂自然前伸,十指交叉相握,掌心向内;屈肘,翻掌前伸,掌心向外;然后屈肘,转掌心向下内收于胸前;身体前屈塌腰、抬头,两手交叉缓缓下按;目视前方。年老和体弱者身体前屈,抬头,两掌缓缓下按可至膝前。

(2)头向左后转,同时,臀向左前扭动;目视尾闾。

(3)两手交叉不动,放松还原至体前屈。

(4)头向右后转,同时,臀向右前扭动;目视尾闾。

(5)两手交叉不动,放松还原至体前屈。

(6)重复一至四动作三遍。

操作提示:

(1)转头扭臀时,头与臀部做相向运动。

(2)高血压、颈椎病患者和年老体弱者,头部动作应小而轻缓。另外,应根据自身情况调整身体前屈和臀部扭动的幅度和次数。配合动作,自然呼吸,意识专一。

3. 收功练习

(1)接上式。两手松开,两臂外旋;上体缓缓直立;同时,两臂伸直外展成侧平举,掌心向上,随后两臂上举,肘微屈,掌心向下;目视前下方。

(2)松肩,屈肘,两臂内收,两掌经头、面、胸前下引至腹部,掌心向下;目视前下方。

(3)重复一至二动作三遍。

(4)两臂放松还原,自然垂于体侧;左脚收回,并拢站立;舌抵上腭;目视前方。

【注意事项】

1. 精神放松,形神合一。
2. 呼吸自然,动息相随。
3. 虚实相间,刚柔相兼。

【思考题】

1. 如何理解易筋经功法操作的要领及注意事项?
2. 老年人和慢性病人如何把握卧虎扑食势、打躬势、掉尾势的运动量?

实训五　五　禽　戏

【实训内容】

1. 五禽戏功法练习的基本要领

(1)模仿五禽,神形兼备。

(2)活动全面,大小兼顾。

(3)动静结合,练养相兼。

2. 五禽戏功法各式动作示教及练习。

【实训目的及意义】

1. 掌握　五禽戏功法的动作要领。

2. 熟悉　五禽戏起势、收功及各式动作的具体操作。

【实训步骤】

一、功前准备动作练习

同本章实训一"功前准备动作练习"。

二、五禽戏基本手型、步型

1. 基本手型　五禽戏基本手型主要包括虎爪、鹿角、猿勾手、熊掌、鸟翅五种。

(1)虎爪:五指分开,使指间留有隙缝约半指,五指的第1指节向内弯曲90°左右,第2、3指节力求伸直。

(2)鹿角:以示指、无名指向内弯曲,拇指、中指、小指伸直,代表鹿角。

(3)猿勾手:五指并拢,使其稍向内弯曲,四指端拢捏在一起,示指、中指、无名指、小指捏拢,拇指捏附于上述四指中间,压在示指与无名指之间,腕关节下垂90°左右,呈勾手下垂状。

(4)熊掌:五指并拢,另其稍有间隙,均向内呈半月牙形弯曲。

(5)鸟翅:五指平伸指间稍有间距,如鸟翅在运行中,以腕关节为轴,使上、下灵活摆动自如。

2. 基本步型　五禽戏基本步型主要包括弓步、马步、鹤步、虚步、丁步、歇步、独立步、横裆步、仆步、屈蹲步十种。

(1)弓步:左腿全脚着地,脚尖朝前,屈膝前弓,膝盖不可超过脚尖,右腿自然伸直,脚尖斜向前方。两脚全脚着地落实,横向距离10~20cm左右,为左弓步,反之为右弓步。

(2)马步:两脚左右开立,两脚间距约为脚长的三倍,脚尖正对前方,屈膝半蹲后坐,收腹敛臀,腰部正直。

(3)鹤步:一腿屈膝90°抬起,再徐徐向前平步落地后,另一腿再屈膝90°抬起,再徐徐向前平步落地。

(4)虚步:一腿屈膝下蹲,全脚着地,脚尖斜向外展约45°另一腿微屈,以脚前掌或脚跟虚点地面,左脚点地为左虚步,反之则为右虚步。

(5)丁步:一腿屈膝半蹲,全脚着地;另一腿屈膝,以脚前掌或脚尖点于支撑腿之脚内侧,左脚尖点地为左丁步,反之则为右丁步。

(6)歇步;两腿交叉屈膝半蹲,令前脚尖外展,全脚着地;后脚脚尖朝前,膝盖位于前腿外侧,使脚跟离地,臀部接近脚跟。

(7)独立步:一腿自然直立,踏实站稳,另一腿在体前或体侧屈膝提起,使膝高于腰,小腿自然下垂。

(8)横档步:两脚分开,脚尖外展约 45°,一腿屈膝前弓,另一腿自然伸直,两脚间距为脚长的 2~3 倍。

(9)仆步:一腿屈膝下蹲,膝与脚尖稍外展;另一腿向侧面仆步下伸,使其接近地面,脚尖内扣,两脚着地。

(10)屈蹲步:一腿在前蹲,另一腿在后屈膝抵住前腿弯内(委中穴),前脚掌着地,后脚跟离地。

三、五禽戏具体动作练习

1. 起势练习

(1)两脚并拢,双下肢自然伸直;两手自然垂于体侧;胸腹放松,头项正直,下颌微收,舌抵上腭;目视前方。

(2)左脚向左平开一步,稍宽于肩,两膝微屈,松静站立,调息数次,意守丹田。

(3)两肘微屈,两臂于体前上、向前平托,与胸同高。

(4)两肘下垂外展,两掌向内翻转,并缓慢下按于腹前;目视前方。

(5)重复三至四动作两遍后,两手自然垂于体侧。

2. 五禽戏动作示教及练习

熊戏

(1)预备势

1)身体自然站立,两脚平行分开与肩同宽,两臂自然下垂。

2)两眼目视前方,凝神定气。

(2)功法操作

1)重心右移,右腿屈膝,左脚收至右脚内侧,左足尖点地,左脚向左前方迈出一步,脚跟先着地,然后重心前移,呈左弓步。

2)左肩向前下方下沉,身体随重心前移,由右至左晃动两圈,重心再后移至右腿,收左脚踏实。

3)提右脚,右脚尖点于左脚内侧,右脚向右前方跨一步,接行右势,动作相同,唯方向相反。

4)一左一右为 1 次,共做 6 次。如果场地条件允许,可做行步功法,向前行进练习。在练功中意念自己如熊在移动,同时配合自然深长的呼吸方式。

操作提示:

1)练习时应将自己比做熊,熊从外形上看似笨拙,要表现出浑憨沉稳的特性。故此功动作应缓慢沉稳,不宜过快。

2)保持形体,依靠肩的晃动,带动肩、肘、腕及髋、膝、踝甚至内脏等,从而对机体起到调节作用。训练时,肢体尽量放松,呼吸应均匀柔和。

虎戏

(1)预备势

1)身体自然站立,两脚平行分开与肩同宽,两臂自然下垂。

2)两眼目视前方,凝神定气。

(2)左式

1)两腿屈膝下蹲,重心移至右腿,左脚虚步,脚掌点地靠于右脚内踝处,同时两手握拳提至腰两侧,拳心向上;目视左前方。

2)左脚向左前方斜进一步,右脚随之跟进半步,重心坐于右腿,左脚掌虚步点地,同时两拳沿胸部上抬,拳心向后,抬至口前两拳相对翻转变掌向前按出,高与胸齐,掌心向前,两掌虎口相对;目视左手。

(3)右式

1)左脚向前迈出半步,右脚随之跟至左脚内踝处,重心坐于左腿,右脚掌虚步点地,两腿屈膝,同时两掌变拳撤至腰两侧,拳心向上;目视右前方。

2)动作与左式相同,唯左右相反。如此反复左右虎扑,训练次数不限。

操作提示:本节功法练习时需注意,收脚出脚时动作要沉稳,推掌时要刚劲威猛但又不失弹性,刚柔并济,寓柔于刚。

猿戏

(1)预备势

1)身体自然站立,两脚平行分开与肩同宽,两臂自然下垂。

2)双眼目视前方,凝神定气。

(2)左式

1)两腿屈膝,左脚向前轻灵迈出,同时左手沿胸前至口相平处向前如取物样探出,将达终点时,手掌撮拢成钩手,手腕自然下垂。

2)右脚向前轻灵迈出,左脚随至右脚内踝处,脚掌虚步点地,同时右手沿胸前至口相平处时向前如取物样探出,将达终点时,手掌撮拢成钩手,左手同时收至左肋下。

3)左脚向后退步,右脚随之退至左脚内踝处,脚掌虚步点地,同时左手沿胸前至口相平处向前如取物样探出,最终成为钩手,右手同时收至右肋下。

(3)右式:动作与左式相同,唯左右相反。

操作提示:

1)本节功法主要锻炼机体的灵巧性,模仿猴类的机敏灵巧。

2)练习时手脚动作要轻灵,并保持全身的协调性,要表现出猴类的天性。此功可反复练习。

鹿戏

(1)预备势

1)身体自然站立,两脚平行分开与肩同宽,两臂自然下垂。

2)双眼目视前方,凝神定气。

(2)左式

1)右腿屈膝,身体后坐,左腿前伸,左膝微屈,左脚虚踏;左手前伸,左臂微屈,左手掌心向右,右手置于左肘内侧,右手掌心向左。

2)两臂在身前同时逆时针方向旋转,左手绕环角度比右手稍大些,同时要注意腰胯、尾闾部的逆时针方向旋转。久之，过渡到以腰胯、尾闾部的旋转来带动两臂的旋转。

(3)右式：动作与左式相同，唯方向左右相反，绕环旋转方向亦有顺逆的不同。

操作提示：

1)本节功法舒缓柔和，体现出鹿温良柔顺的特性。

2)练习时动作要缓慢柔和，缓缓伸展至极处，从而使脊柱得到充分的伸展和锻炼。

鸟戏

(1)预备势

1)身体自然站立，两脚平行分开与肩同宽，两臂自然下垂。

2)两眼目视前方，凝神定气。

(2)左式

1)左脚向前迈进一步，右脚随之跟进半步，脚尖虚点地，同时两臂慢慢从身前抬起，掌心向上，与肩相平时，两臂向左右侧方平举，随之深吸气。

2)右脚前进与左脚相并，两臂自侧方下落，掌心向下，同时下蹲，两臂在膝下相交，掌心向上，随之深呼气。

(3)右式：同左式，唯左右相反。

操作提示：

1)本节功法主要模仿鸟类的飞翔动作，故应特别表现出鸟类振翅凌云之势。

2)练时应注意肩臂放松、动作柔和，两臂与身体的动作要协调，同时要与呼吸密切配合。

【注意事项】

1. 动作到位，气息相随。
2. 以形作意，凸显神韵。

【思考题】

1. 如何理解五禽戏功法操作的要领及注意事项？
2. 如何理解五戏每一式动作的特点？

实训六 六 字 诀

【实训内容】

1. 六字诀功法练习的动作要领

(1)音声引气，协调脏腑。

(2)吐纳导引，相须相成。

(3)动静结合，练养相兼。

2. 六字诀功法各式动作示教及练习。

【实训目的及意义】

1. **掌握** 六字诀功法的动作要领。
2. **熟悉** 六字诀起势、收功及各式动作的具体操作。

3. 了解　六字诀中六种吐字方法。

【实训步骤】

一、功前准备动作练习

同本章实训一“功前准备动作练习”。

二、六字诀具体动作练习

1. 起势练习

(1)两脚平行站立,约与肩同宽,两膝微屈;头正颈直,下颏微收,唇齿合拢,舌尖放平,轻贴上腭;竖脊含胸,两臂自然下垂;目视前下方。

(2)接上式。屈肘,两掌十指相对,掌心向上,缓缓上托至胸前,约与两乳同高;目视前方。

(3)两掌内翻,掌心向下,缓缓下按,至肚脐前;目视前下方。

(4)微屈膝下蹲,身体后坐;同时两掌内旋外翻,缓缓向前拨出,至两臂成圆。

(5)两掌外旋内翻,掌心向内。起身,两掌缓缓收拢至肚脐前,虎口交叉相握轻覆肚脐;静养片刻,自然呼吸;目视前下方。

2. 六字诀动作示教及练习

嘘字功

(1)接起势动作。两手松开,掌心向上,小指轻贴腰际,向后收至腰间;目视前下方。两脚不动,身体左转 90°,同时右掌由腰间缓缓向左侧穿出,约与肩同高,并配合口吐“嘘”字音;两目渐渐圆睁,目视右掌伸出方向。

(2)右掌沿原路收回至腰间;同时身体转回正前方;目视前下方。

(3)身体右转 90°,同时左掌由腰间缓缓向右侧穿出,约与肩同高,并配合口吐“嘘”字音;两目渐渐圆睁,目视左掌伸出方向。

(4)左掌沿原路收回至腰间,同时身体转回正前方;目视前下方。

操作提示:

(1)“嘘”字吐气法中“嘘”字音 xū,属牙音。发音吐气时,嘴角后引,槽牙上下平对,中留缝隙,槽牙与舌边亦有空隙。发声吐气时,气从槽牙间、舌两边的空隙中呼出体外。

(2)穿掌时口吐“嘘”字音,收掌时鼻吸气,动作与呼吸应协调一致。

呵字功

(1)接上式。吸气,同时两掌小指轻贴腰际,并微微上提,指尖朝向斜下方;目视前下方。屈膝下蹲,同时两掌缓缓向前下方约 45°方向插出,两臂微屈;目视两掌。

(2)微微屈肘收臂,两掌小指一侧相靠,掌心向上,呈“捧掌”状,约与肚脐相平;目视两掌心。

(3)两膝缓缓伸直,同时屈肘,两掌捧至胸前,掌心向内,两中指约与下颏同高;目视前下方。

(4)两肘外展,约与肩同高。同时两掌内翻,掌指朝下,掌背相靠;然后两掌缓缓下插;目视前下方。从插掌开始,口吐“呵”字音。

(5)两掌下插至肚脐前时,微屈膝下蹲;同时两掌内旋外翻,掌心向外,缓缓向前拨出至两臂成圆;目视前下方。

(6)两掌外旋内翻,掌心向上,于腹前成“捧掌”状;目视两掌心。

(7)两膝缓缓伸直,同时屈肘,两掌捧至胸前,掌心向内,两中指约与下颏同高;目视前下方。

(8)两肘外展,约与肩同高;同时,两掌内翻,掌指朝下,掌背相靠;然后两掌缓缓下插;目视前下方。从插掌开始,口吐“呵”字音。

操作提示:

(1)“呵”字吐气法中“呵”字音 he,为舌音,发声吐气时,舌体上拱,舌边轻贴上槽牙,气从舌与上腮之间缓缓呼出体外。

(2)两掌捧起时鼻吸气;插掌、外拨时呼气,口吐“呵”字音。

呼字功

(1)接上式。两掌向前拨出后,外旋内翻,转掌心向内对肚脐,指尖斜相对,五指自然张开,两掌心间距与掌心至肚脐的距离相等;目视前下方。

(2)两膝缓缓伸直,同时两掌缓缓向肚脐方向合拢,至肚脐前约 10cm。

(3)微屈膝下蹲,同时两掌向外展开至两掌心的间距与掌心至肚脐的距离相等,两臂呈圆形,并口吐“呼”字音;目视前下方。

(4)两膝缓缓伸直,同时两掌缓缓向肚脐方向合拢。

操作提示:

(1)“呼”字吐气法中“呼”字音 hū,为喉音,发声吐气时,舌两侧上卷,口唇撮圆,气从喉出后,在口腔中形成一股中间气流,经撮圆的口唇呼出体外。

(2)两掌向肚脐方向收拢时吸气,两掌向外展开时口吐“呼”字音。

呬字功

(1)接上式。两掌自然下落,掌心向上,十指相对;目视前下方。

(2)两膝缓缓伸直,同时两掌缓缓向上托至胸前,约与两乳同高;目视前下方。

(3)两肘下落,夹肋,两手顺势立掌于肩前,掌心相对,指尖向上;两肩胛骨向脊柱靠拢,展肩扩胸,藏头缩项;目视前斜上方。

(4)微屈膝下蹲;同时松肩伸项,两掌缓缓向前平推,逐渐转成掌心向前亮掌,同时口吐“呬”字音;目视前方。

(5)两掌外旋腕,转至掌心向内,指尖相对,约与肩宽。

(6)两膝缓缓伸直,同时屈肘,两掌缓缓收拢至胸前约 10cm,指尖相对;目视前下方。

(7)两肘下落,夹肋,两手顺势立掌于肩前,掌心相对,指尖向上。两肩胛骨向脊柱靠拢,展肩扩胸,藏头缩项;目视斜前上方。

(8)微屈膝下蹲,同时松肩伸项,两掌缓缓向前平推,逐渐转成掌心向前,并口吐“呬”字音;目视前方。

操作提示:

(1)“呬”字吐气法中“呬”字音 sī,为齿音;发声吐气时,上下门牙对齐,留有狭缝,舌尖轻抵下齿,气从齿间呼出体外。

(2)推掌时,呼气口吐“呬”字音;两掌外旋腕,指尖相对,缓缓收拢时鼻吸气。

吹字功

(1)接上式。两掌前推,随后松腕伸掌,指尖向前,掌心向下。

(2)两臂向左右分开成侧平举,掌心斜向后,指尖向外。

(3)两臂内旋,两掌向后划弧至腰部,掌心轻贴腰眼,指尖斜向下;目视前下方。

(4)微屈膝下蹲,同时两掌向下沿腰骶、两大腿外侧下滑,后屈肘提臂环抱于腹前,掌心向内,指尖相对,约与脐平;目视前下方。两掌从腰部下滑时,口吐"吹"字音。

(5)两膝缓缓伸直,同时两掌缓缓收回,轻抚腹部,指尖斜向下,虎口相对;目视前下方。

(6)两掌沿带脉向后摩运。

(7)两掌至后腰部,掌心轻贴腰眼,指尖斜向下;目视前下方。

(8)微屈膝下蹲,同时两掌向下沿腰骶、两大腿外侧下滑,后屈肘提臂环抱于腹前,掌心向内,指尖相对,约与脐平;目视前下方。

操作提示:

(1)"吹"字吐气法中"吹"字音 chuī,为唇音。发声吐气时,舌体、嘴角后引,槽牙相对,两唇向两侧拉开收紧,气从喉出后,从舌两边绕舌下,经唇间缓缓呼出体外。两掌从腰部下滑、环抱于腹前时呼气,口吐"吹"字音。

(2)两掌向后收回、横摩至腰时以鼻吸气。手对腰腹部的摩按,具有壮腰健肾、增强腰肾功能和预防衰老的作用。

嘻字功

(1)接上式。两掌环抱,自然下落于体前;目视前下方。两掌内旋外翻,掌背相对,掌心向外,指尖向下;目视两掌。

(2)两膝缓缓伸直,同时提肘带手,经体前上提至胸;随后,两手继续上提至面前,分掌、外开、上举,两臂呈弧形,掌心斜向上;目视前上方。

(3)屈肘,两手经面部前回收至胸前,约与肩同高,指尖相对,掌心向下;目视前下方;然后微屈膝下蹲,同时两掌缓缓下按至肚脐前。

(4)两掌继续向下、向左右外分至左右脐旁约 15cm 处,掌心向外,指尖向下;目视前下方。从上动两掌下按开始配合口吐"嘻"字音。

(5)两掌掌背相对,合于小腹前,掌心向外,指尖向下;目视两掌。

(6)两膝缓缓伸直,同时提肘带手,经体前上提至胸;随后,两手继续上提至面前,分掌、外开、上举,两臂呈弧形,掌心斜向上;目视前上方。

(7)屈肘,两手经面部前回收至胸前,约与肩同高,指尖相对,掌心向下;目视前下方;然后微屈膝下蹲,同时两掌缓缓下按至肚脐前;目视前下方。

(8)两掌顺势外开至髋旁约 15cm,掌心向外,指尖向下;目视前下方。从上动两掌下按开始配合口吐"嘻"字音。

操作提示:

(1)"嘻"字吐气法中"嘻"字音 xī,为牙音,发声吐气时,舌尖轻抵下齿,嘴角略后引并上翘,槽牙上下轻轻咬合,呼气时使气从槽牙边的空隙中经过呼出体外。

(2)提肘、分掌、向外展开、上举时鼻吸气,两掌从胸前下按、松垂、外开时呼气,口吐"嘻"字音。

3. 收功练习

(1)接上式。两手外旋内翻,转掌心向内,缓缓抱于腹前,虎口交叉相握,轻覆于肚脐;同时两膝缓缓伸直;目视前下方;静养片刻。

(2)两掌以肚脐为中心揉腹,顺时针 6 圈,逆时针 6 圈。

(3)两掌松开,两臂自然垂于体侧;目视前下方。

【注意事项】

1. 发音准确，体会气息。
2. 形神合一，意息相随。
3. 注意呼吸，用意轻微。
4. 动作松柔舒缓，协调配合。
5. 区分健身与康复应用的发音顺序。

【思考题】

1. 如何理解六字诀功法操作的要领及注意事项？
2. 如何把握六字发音顺序和发音要点？

（唐 强 陶 静）

参考文献：

[1]国家体育总局健身气功管理中心.健身气功·八段锦[M].北京：人民体育出版社，2003.
[2]国家体育总局健身气功管理中心.健身气功·易筋经[M].北京：人民体育出版社，2003.
[3]国家体育总局健身气功管理中心.健身气功·五禽戏[M].北京：人民体育出版社，2003.
[4]国家体育总局健身气功管理中心.健身气功·六字诀[M].北京：人民体育出版社，2003.
[5]顾一煌.中医健身学[M].北京：中国中医药出版社，2009.